ちくま文庫

解剖学教室へようこそ

養老孟司

筑摩書房

解剖学教室へようこそ【目次】

解剖学教室へようこそ

第1章　解剖をはじめる

初めての解剖

「どうして解剖なんかはじめたんですか」

いろいろな人に、そう聞かれる。こういう質問は、いちばん返事が難しい。

「面白いからです」

そう答えると、また聞かれるに決まっている。

「どこが面白いのですか」

人体の解剖は普通、医者になろうとする人だけがやることとである。だから、この質問は、なぜ普通の医者にならないのか、という意味にもとれる。つまり、せっかく大学の医学部を出たのに、内科や外科をやらず、解剖なんて変なものを専攻するのはなぜか。そういう質問なのである。

もちろん、私は医師免許というのを持っている。しかし、それを使うような仕事は、ほとんどしたことがない。これは、常識で考えれば、たいへんなムダである。病人やその家族にとって、お医者さんくらい、ありがたいものはない。自分や家族が急に具合が悪くなって、医者を呼んだことがある人なら、そのありがたみは、だれでもわかっている。

それに比べたら、解剖学者など、ありがたくもなんともない。

「子どもさんが死んだら、解剖させてください」

病気で死にそうな子どもの親に向かって、そんなことを言おうものなら、うっかりすると、殺されかねない。

「あなたのお父さんを解剖したのは、私です」

そんなことを言っても、べつにだれも感謝しない。相手も返事に困るだけであろう。

だからやっぱり、

「どうして解剖なんかはじめたんですか」

という質問には、十分に意味がある。解剖なんて、そんな残酷なことしなくたって、いいではないですか。生きた患者さんを診てあげるほうが、世の中の役に立ちますよ。

じつは、こうした意見は、解剖というものがはじまった頃から、どこの世界にもあった意見なのである。では、どうして解剖なんかするのだろうか。そもそもどうして、人間社会に解剖がはじまったのだろうか。

「そもそものはじまりは」というのは、なんでもそうだが、長い話になる。そういう話なら、この世の中にはたくさんある。「そもそもこの世界のはじまりは」と書き出すのが、聖書である。でも、解剖のはじまりは、世界のはじまりほど、オオゲサなものではない。しかし、聖書がいうように、「要するに世界は神様が作ったんだよ」。そう簡単にまとめられるほど、単純な話でもない。断言するのは簡単だが、解剖であれ、なんであれ、事実を知ることは、決して簡単ではないのである。

私の解剖のはじまり

なにごとにも、「初めて」ということがある。私も、初めて解剖をしたときのことを、よく覚えている。東京大学医学部の一年生、普通に言えば、大学三年生のときである。大学に入って、はじめの二年は教養課程だったから、専門の医学の勉強はしなかった。数学や理科、語学ばかりやったのである。いまでは少しやり方が変わってきたから、もっと早く専門課程をはじめる大学もある。

ともかく、駒場の東大教養学部から本郷の医学部に移って、まずはじめに解剖学を勉強した。夏休みが終り、秋口から解剖の実習がはじまる。なにしろそれまでは、カエルの解剖をしたことがあるだけである。人間の解剖とは、どういうことか。想像しただけで緊張する。だから、初めて実習室に入ったときの光景は、いまでも目に浮かんでくる。

広い部屋である。学生数は九十人、学生二人につき、一体ずつの死体が実習室に出されている。ということは、学生用に四十五体。それ以外に、大学院の人が解剖を勉強していた。だから死体の数は、全部でもう数人増しになっている。その四十数体が、一部屋にズラッと寝かせてある。これはじつに壮観である。死んだ人がそれだけ並んでいる部屋。だれだって、これには驚く。

それぞれの死体をきちんと大きな白い布で包み、さらに全体をビニールで包んである。死体を乾かさないためである。だから、まだ人間の姿は見えない。ビニールを取り除いて白布を開けると、中に人間の一部が見えてくる。これが、私が死体と出会った、最初の瞬間である。

白布の下から現われた死体は、おじいさんだった。もちろん私のおじいさんではない。お年寄りの男の人である。この人のからだには、一つだけ、大きな特徴があった。肩の部分が、普通の人より盛りあがっている。ちょうど、肩がこったときにもんでもらう、あの部分である。

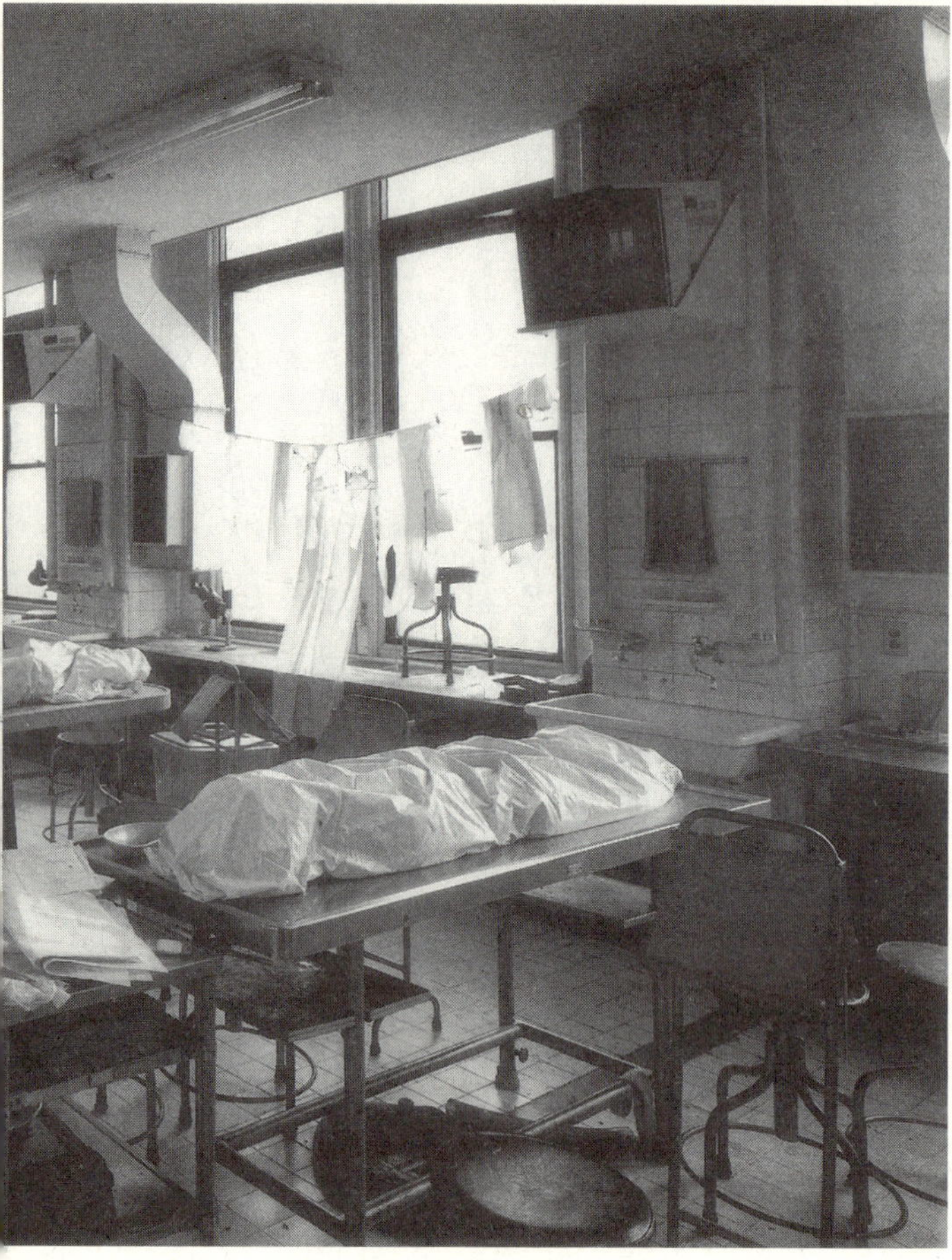

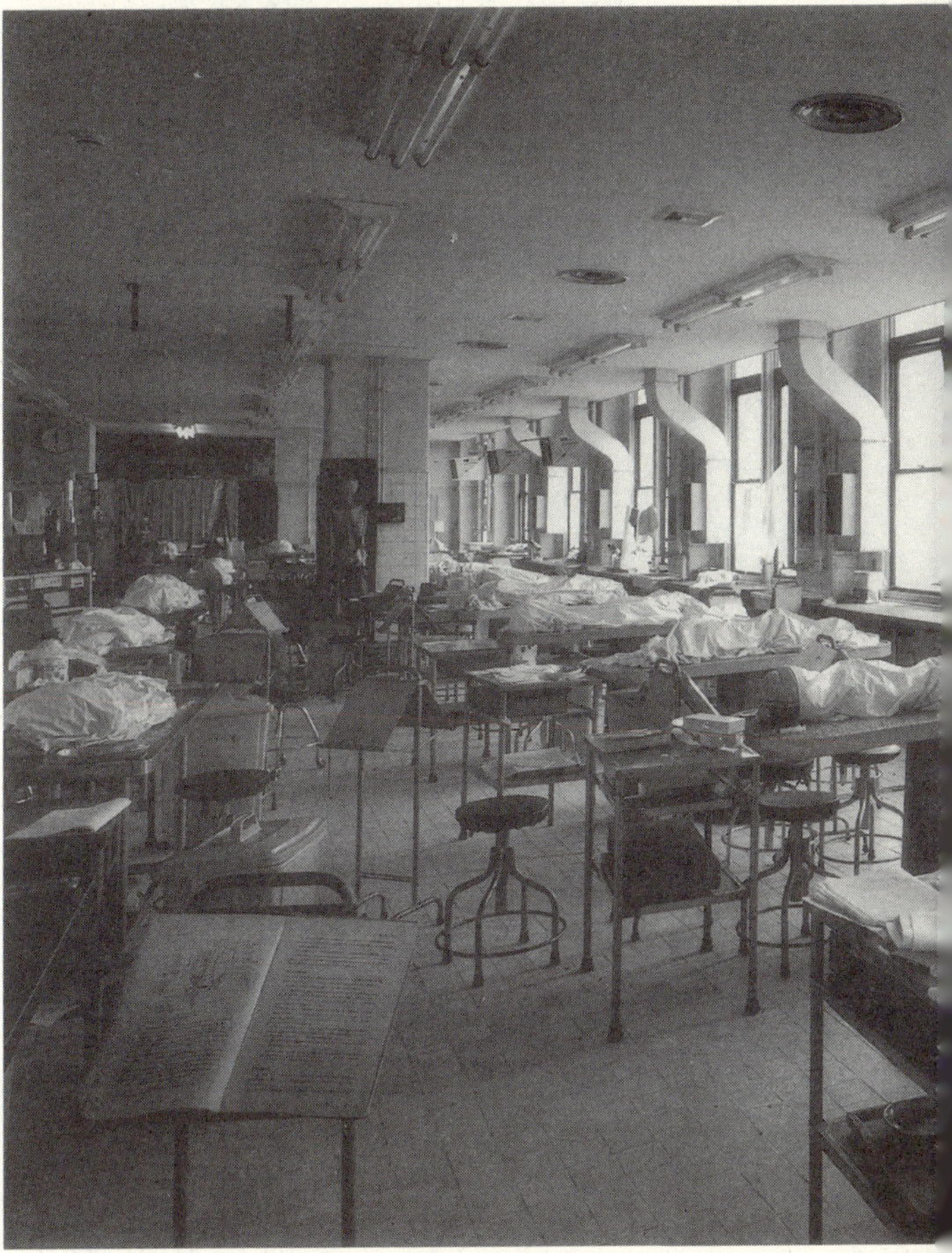

東京大学医学部解剖実習室。写真：細江英公（1992）

解剖がはじまって数日たってから、そこを解剖することになった。メスを入れると、たいへん硬い。そもそもこんな部分は、硬くなるような場所ではない。それが、両肩ともはなはだしく硬くなっている。その理由は、私にはすぐわかった。しかし、いまの若い人には、ほとんどわからないかもしれない。これは、生前にしじゅう天秤棒をかついでいたためである。

天秤棒とはなにか。棒の両端に荷物をかけて、かついで歩く。あれである。水洗便所が普及する以前は、畑の肥料はほとんど人糞だった。便所から糞尿をくみとって、おけに入れ、天秤棒でかついで行き、荷車にのせる。

水洗便所が普及したために、人間はいまでは、自分が糞尿を排泄する存在だということを忘れてしまったらしい。こんな話をすると、

「きたない」

と言って顔をしかめる。まだにおいもしないうちから、臭そうな顔をする。きたないもなにも、もともと自分が出したものではないか。それをきたないといって排斥するなら、自分が糞尿を出すのをやめてしまえばいいのである。それがやめられないくせに、

「きたない、きたない」

と騒ぐ。人間とは、そういうふうに勝手なものである。

それはともかく、このおじいさんは、そういう労働をしてきた人だとわかった。もちろん、からだからわかることは、それだけではない。どんな病気で死んだのか。その病気のために、どこが悪くなっていたのか。そういうことも、調べたらわかる。でも、学生時代の解剖の目的は、そういうところにはない。

「ヒトのからだは、どういうふうにできているか」

それを知るために、解剖するのである。どんな人でも、からだの内部はこうなっている。それを勉強するのが目的である。その人が、ほかの人とどう違うか、それを調べるのが目的ではない。

となりの死体は、まだ若い人だった。この人の首には、ナワで絞めた跡がある。自殺か、死刑か。それはわからない。もちろん、他殺ではない。それなら、後で述べる法医解剖にまわる。この人が死んだ理由は、ともかく首を絞められたことだが、それ以上のことはわからない。知る必要がない。知ったところで、解剖とは直接の関係はない。そのいきさつは、その人だけの特別の事情である。それは、解剖学では普通扱わない。

ここのところは、誤解がないようにしてほしい。この人は、からだのどこの具合が悪かったのか。その結果、どういうことが起こり、なぜ死ぬことになったのか。それを調べるのを、病理解剖という。病理解剖は、学生のやる解剖とは目的が違う。だから、細かく言えば、やりかたもずいぶん違うのである。

さらにもう一つ、違った種類の解剖がある。これは、司法解剖、行政解剖と呼ばれるものである。まとめて法医解剖ということもある。法医学という分野に属すからである。これは、死因が不明の場合、犯罪の疑いがある場合に行なわれる。これも、解剖の目的がまったく違う。死因を探究するという意味では、むしろ病理解剖に近い。

「ヒトのからだは、どんなふうにできているか」

それを知る目的で行なう解剖を、系統解剖という。これが、学生の行なう解剖である。病理解剖も法医解剖も、系統解剖に比べたら、目的のはっきりした、専門的な解剖なのである。この三つの解剖の区別を、世の中のほとんどの人は心得ていない。

系統解剖とはなにか

解剖をするためには、もちろん教科書がある。この教科書は、実習書と呼ばれている。実習書に従って、定まった手順で解剖をはじめる。好きなように解剖を進めると

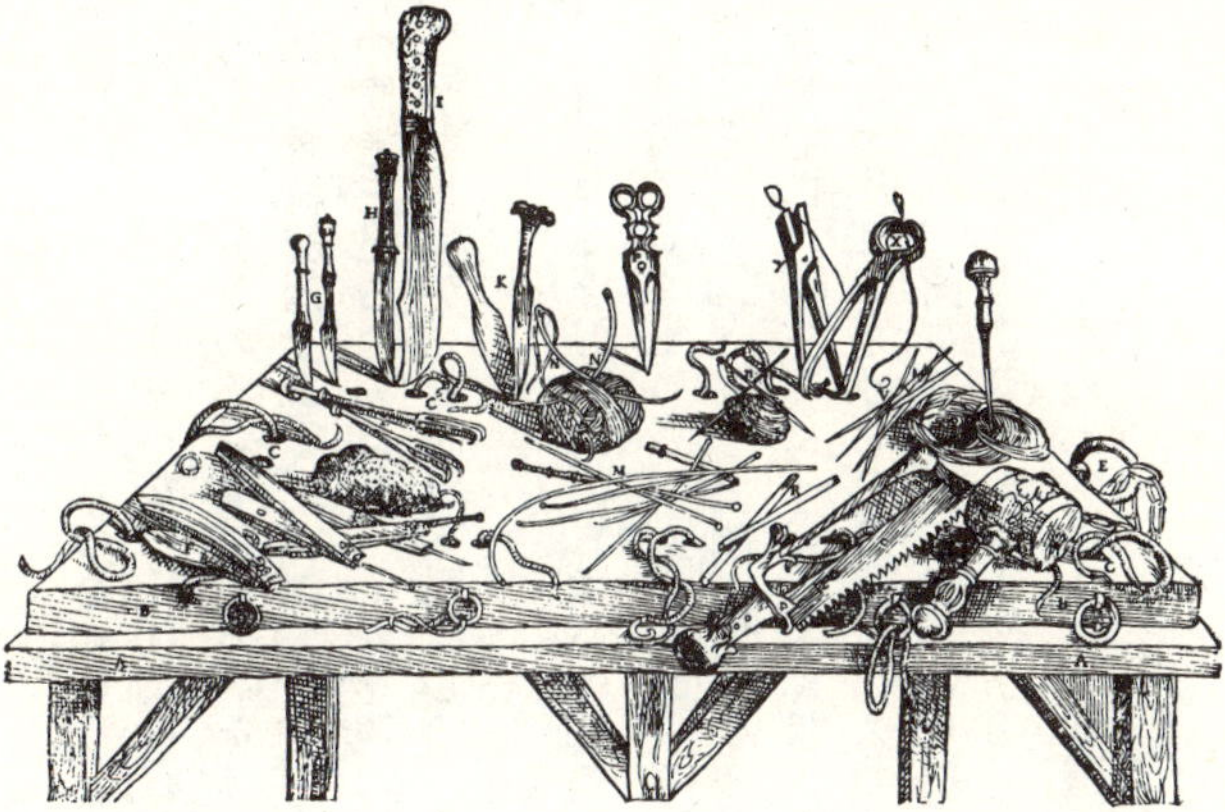

大工道具ではない。解剖の道具。アンドレアス・ヴェサリウス（第6章参照）の著書『人体の構造について』(1543) にのせられたもの。この頃はまだ、解剖はふつうではなかったから、専用の道具ではないはずである。やはり、大工道具か。

いうわけにはいかない。なぜか。

系統解剖の目的は、ヒトのからだを知ることである。人体は、じつにさまざまな構造からできている。骨だけだって、二百くらいある。筋肉なら六百。名前のついている神経や血管も、十分そのくらいはある。そうしたものを、一つ一つ、ていねいに見ていく。それが系統解剖である。

それぞれの構造を見るためには、それを壊してはいけない。壊さないで見るには、具体的に、どうするのか。表面から解剖していく。だから皮膚からはいでいくことになる。

たとえば、胃を見るとしよう。胃はおなかの中にある。それをいきなり見ようとすれば、おなかの壁を切るしかない。切れば、その壁は壊れてしまう。ところが、その「おなかの壁」をつくっているのは、筋肉であり、その筋肉のはしが広がって、強い膜となった筋膜であり、さらにその筋肉には、血管や神経が入り込んでいる。いきなり胃を見ようとすれば、そうした構造はメスで切られてしまう。

胃そのものもまた、同じである。胃ということばがある以上、「胃」というものが、周囲とははっきり境されて、そこに存在している。そう思う人も多いであろう。ところが、そうはいかない。胃の上のほうは、食道につながっている。胃と食道の境を、

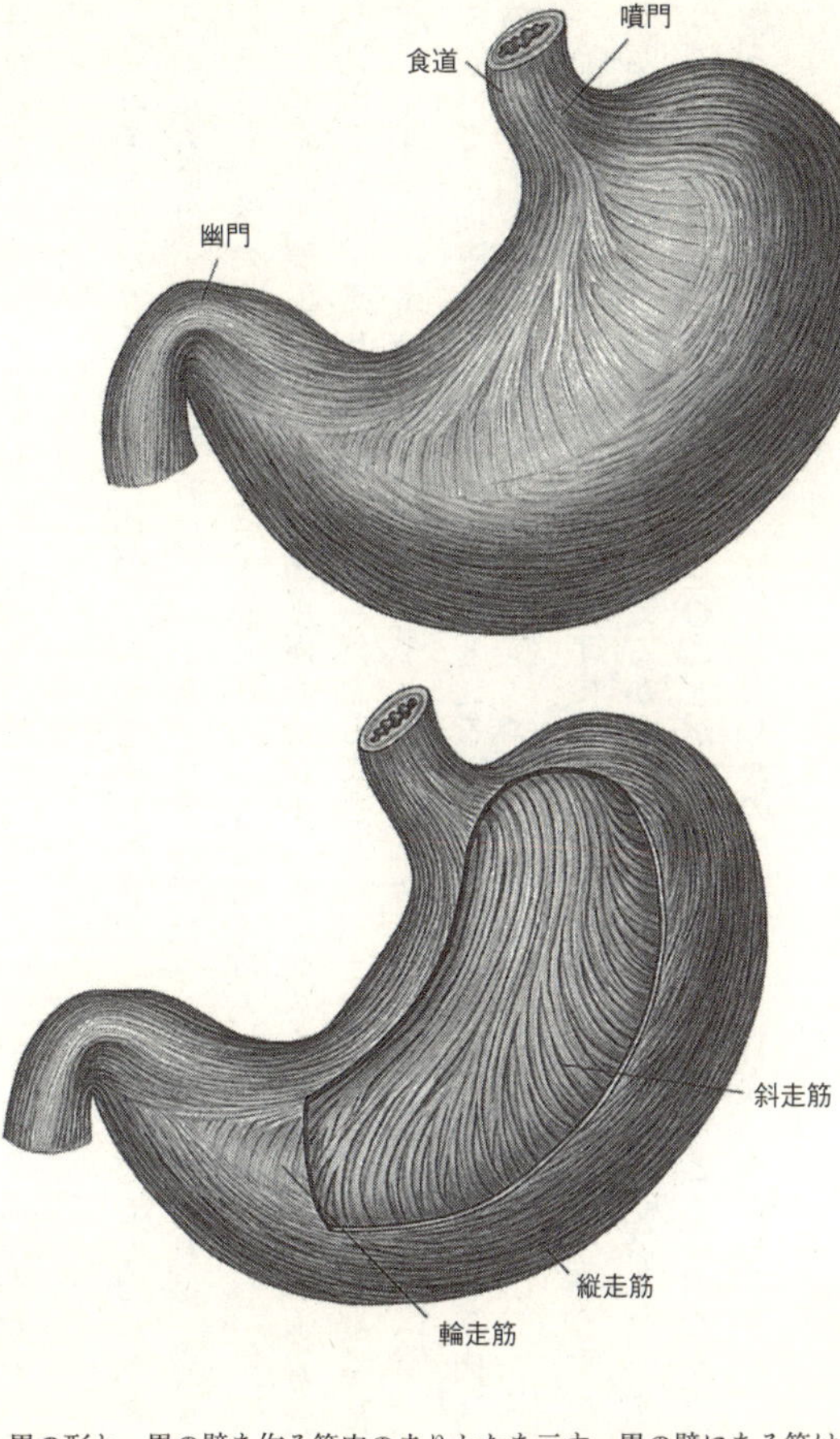

胃の形と、胃の壁を作る筋肉の走りかたを示す。胃の壁にある筋は、横紋筋ではなく、三層の平滑筋から成る。

外からどうやって区別するか。胃の下のほうは、こんどは十二指腸につながる。この境も、どう決めたらいいのか。

これでおわかりであろう。周囲とのつながりを含めて、胃なら胃を十分に観察する。そのためには、胃だけを見ればいい、というものではない。そう考えれば、胃だけに限らない。きちんと観察しようと思うなら、なんでも同じことである。

だから、実際には、まず表面の皮膚をはがす。そうすると、皮膚に入る血管や神経が見えてくる。そういう浅いところにある構造から、まず観察していく。観察が済めば、もはや取り除いてもいい。というより、取り除かないと、次に進めない。

続いて、皮膚の下、つまり「浅いところ」に位置する筋肉を見る。その筋肉には、普通裏側から神経と血管が入ってくる。だから、筋肉の表面をまず出して、全体の形や範囲を確かめる。次に筋肉を切らずに持ちあげて、その裏側を見る。そうすれば、今度は筋肉に入る神経と血管が見えるから、それを観察する。それが済めば、次により深い位置にある筋肉の観察に進むことができる。こうして、たとえばおなかの壁を作る筋肉の観察が済んでから、今度はおなかの中に移り、胃なら胃を見るという順序になっているのである。

それぞれの構造を、できるだけ壊さないで解剖し、観察する。そのためには、解剖

前腕の解剖に移り、まず掌側から皮下の血管と神経を無考えに切り取らず適当にわきによせて筋膜をはがし、前腕の屈筋の表面と、筋膜下にある血管と神経の周囲の結合組織を除く。上腕二頭筋腱膜はその場に残す。内側上顆付近では筋膜から筋が起るので、筋膜ははがしにくいから、注意して下から上へ向ってはがす。

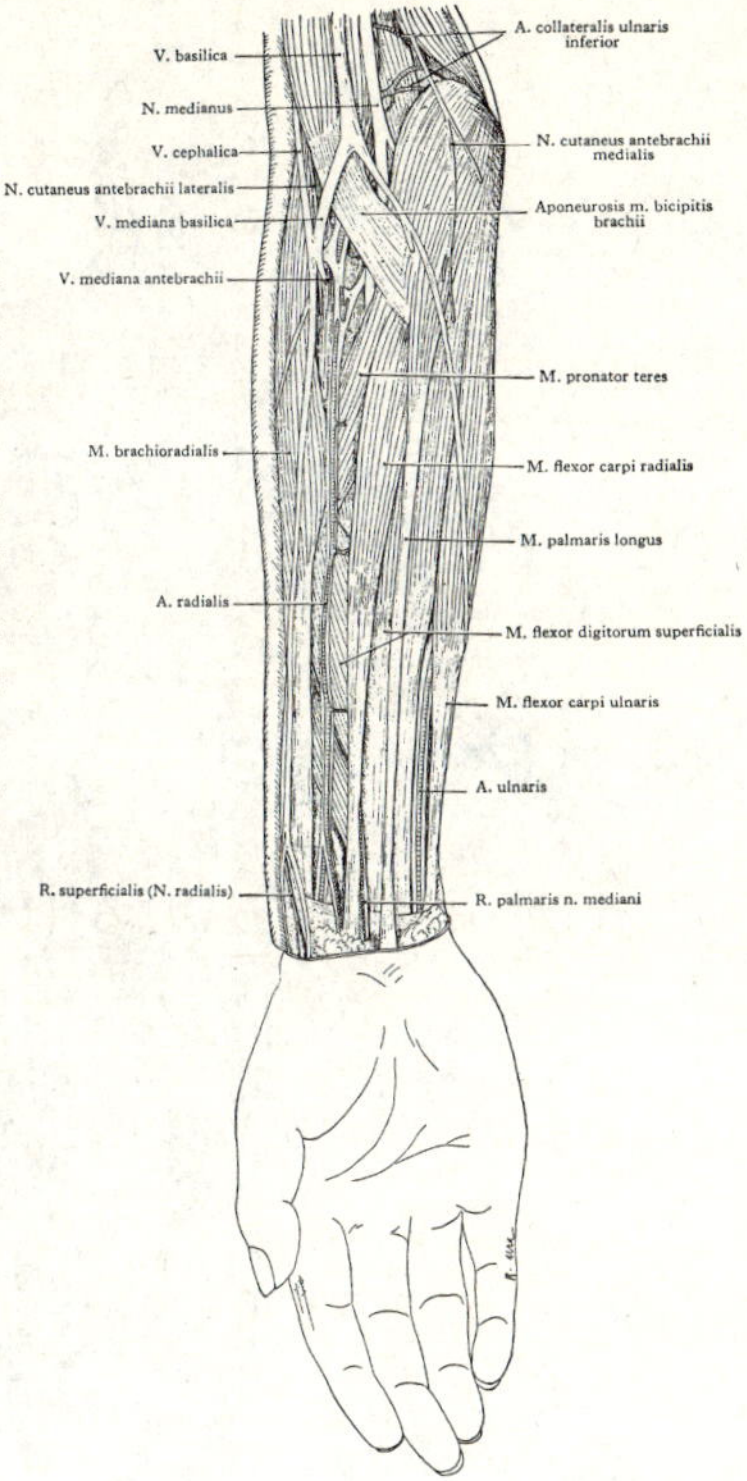

実習のための解剖図譜。浦良治による。こういう本に従って、学生は解剖を行なった。

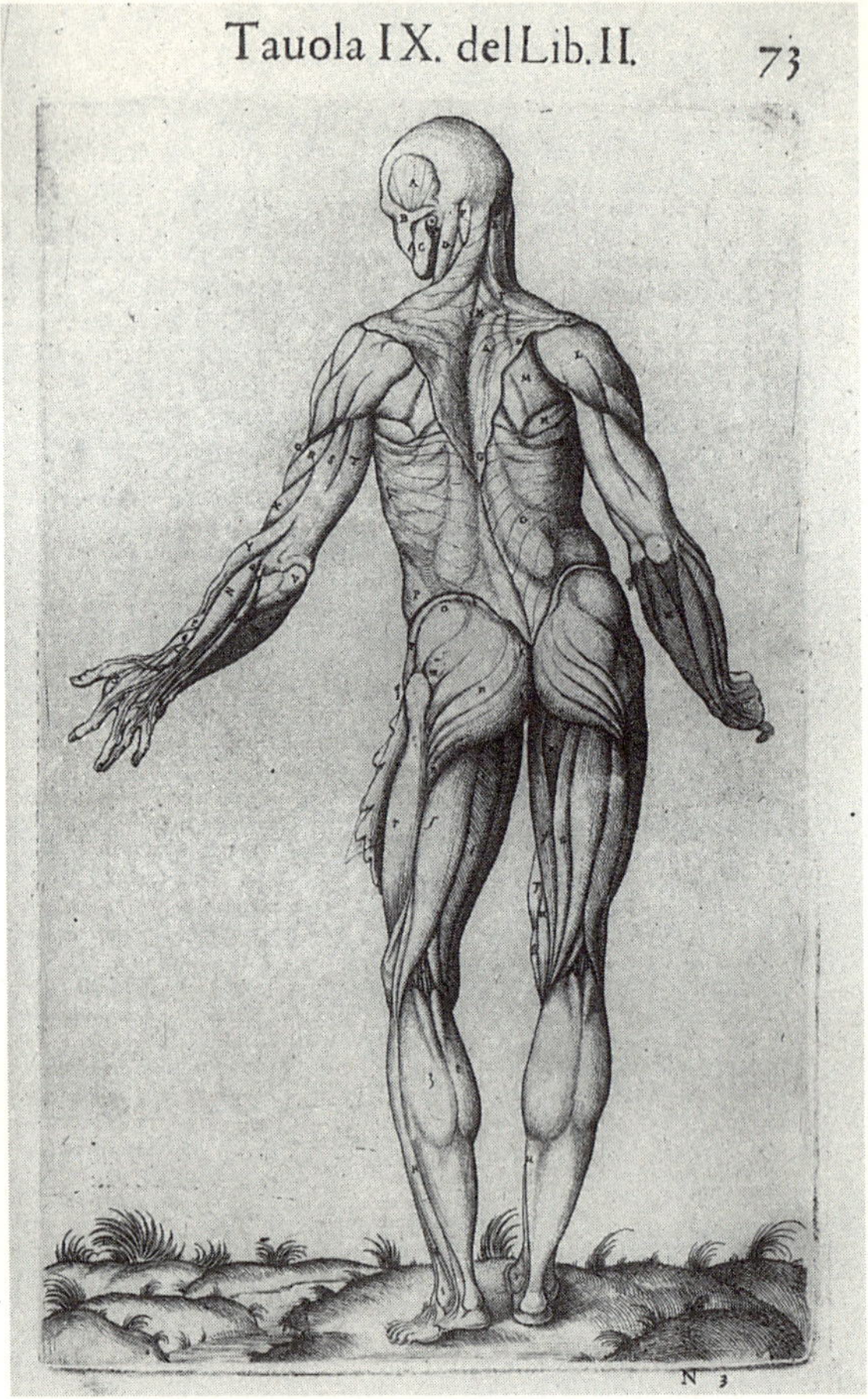

筋肉を示す解剖図。ワルエルダの図による。ヴェサリウスの頃の解剖図は、しばしば死体が生きたポーズをとっている。また、多少とも背景が描きこまれることが多い。図は、表層の筋肉系を示す。

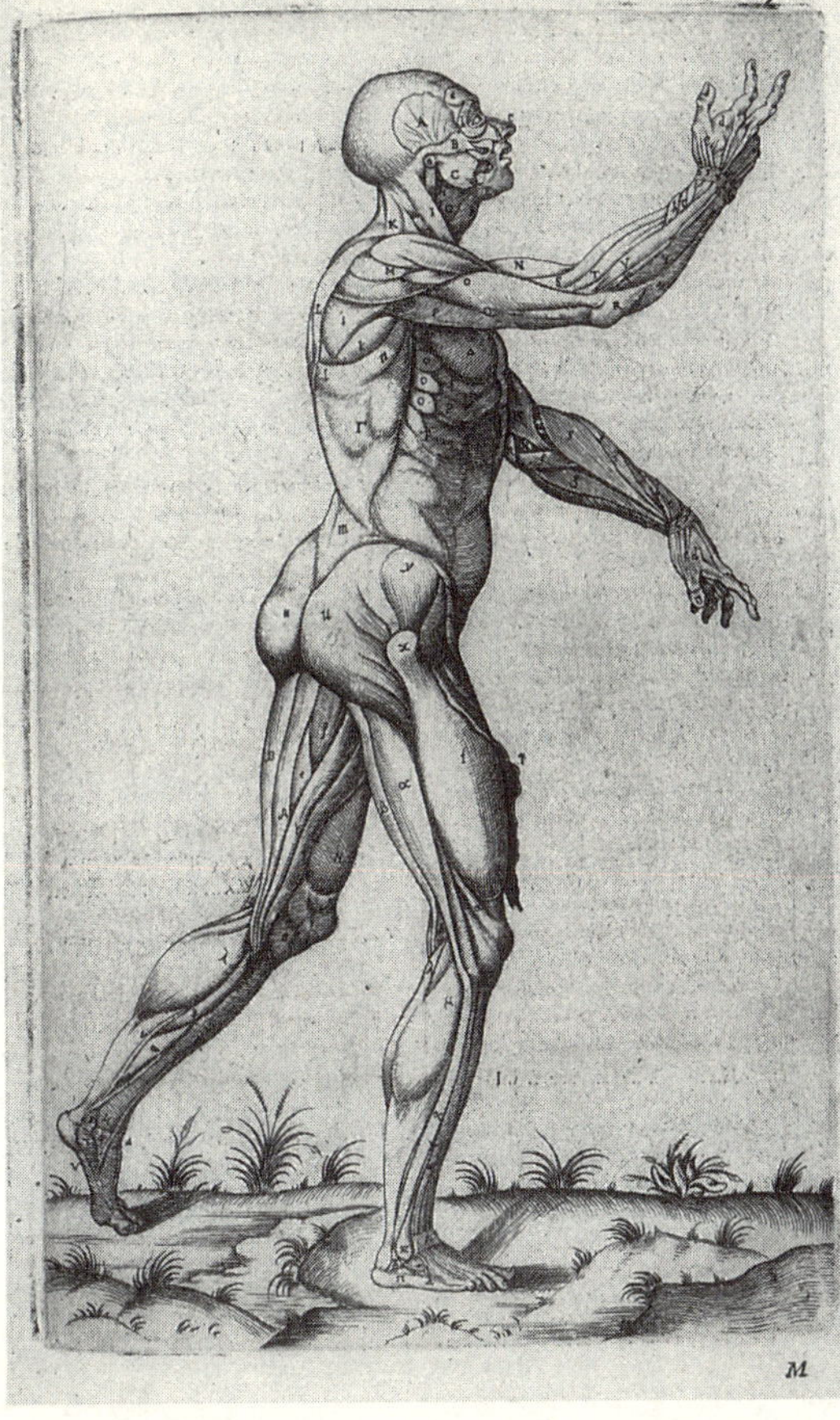

の順序が自然に決まってきてしまう。それが教科書、すなわち実習書に出ている解剖のやりかたなのである。学生は、それに従って解剖をしていく。このやり方に従っていけば、半日の実習を一回として、約六十回あまりで全身の解剖がひとまず終る。ということは、ほとんど二か月の間、解剖の実習を毎日しなくてはならない、ということである。私たちは、実際にそうしたのである。

解剖体はなぜ腐らないのか

二か月も同じ死体を解剖するのか。それでは死体が腐ってしまうではないか。昔の解剖では、そうだった。死体が腐ってしまうので、そうゆっくり解剖などしている暇は、なかったのである。ルネッサンスの天才、レオナルド・ダ・ヴィンチは四十体ほどの解剖をしたといわれている。この時代にはもちろん、防腐処置がなかった。だから、解剖といっても、すぐに済ませる必要がある。不思議に思うかもしれないが、当時は絵描きや彫刻家にとって、解剖がほとんど必修だった。ミケランジェロも解剖をやらされたが、死体が臭いので、いやがって逃げてしまった、といわれている。いまでも病理解剖では、防腐処置をしない。なまの死体を扱う。だから、病理解剖は、

解剖の実習はどんな順序で行なわれるのか

回	内容	回	内容
1	頸・胸・腹の体表観察・皮剝ぎ、広頸筋、乳腺	24	小腸、結腸、胃、肝臓
2	頸胸腹部の皮静脈・皮神経・浅層筋	25	腹膜後器官、脾臓
3	背中の皮剝ぎ・浅層筋	26	後腹壁、横隔膜、腰神経叢
4	頸部深層、胸部深層、腋窩	27	下肢浅層、大臀筋
5	鎖骨下動静脈、腕の皮剝ぎ、腕神経叢、鎖骨切り	28	大腿部深層、臀部深層
6	上腕屈側の筋・神経、肩甲骨の筋	29	膝窩、下腿、足背、足底
7	上腕伸側、肩甲骨背面、上肢離断	30	下腿深層、膝と足の関節
8	前腕屈側浅層	31	膀胱、外陰部
9	前腕伸側、手背	32	会陰、骨盤切半
10	手掌皮剝ぎ・浅層	33	骨盤内臓、血管・神経
11	手掌浅層・深層	34	骨盤内臓、骨盤壁の筋、股関節
12	上肢血管・神経、肩関節	35	頸部深層、頸部離断
13	肘関節、手根と指の関節	36	顔の浅層
14	胸腰筋膜、固有背筋、項の筋	37	喉頭、甲状腺、気管
15	脊柱を開く、脊髄	38	咽頭
16	胸壁、鼠径部、側腹筋	39	頭蓋内面
17	腹直筋、腹膜、へそ	40	頭切半、口腔、鼻腔、咽頭鼻部
18	腹部内臓、胸腔を開く	41	咀嚼筋、下顎管
19	胸膜、心膜、肺	42	顎関節、側頭下窩、舌、口蓋
20	頸のねもとの深層、縦隔	43	副鼻腔、翼口蓋神経節、眼球部
21	心臓	44	眼窩
22	縦隔深部、内臓、腹膜腔	45	眼球、舌下神経管、頸静脈孔
23	腹腔内臓の血管・神経	46	外耳、中耳
		47	内耳
		48	翼突管、頸動脈管、耳神経節

（平成5年度東京大学医学部肉眼解剖実習進行表より作成）

解剖実習の進行表。こういう順序で、解剖が進む。全部で2か月かかる。

長くても数時間で済んでしまうのである。

系統解剖のための死体には、今ではあらかじめ防腐処置をほどこしておく。防腐処置は、死体を腐らせないだけではない。死体が持つかもしれない細菌やウイルスによる感染を防ぐ。そういう効果もある。これは十九世紀にはじまった方法である。では、具体的にどのような処置をすれば、死体が腐らないのか。

亡くなった人が、私たちの教室に来る。そうしたら、私たちはまず大腿動脈からホルマリンを注入する。大腿動脈というのは、ももの内側を通っている、鉛筆ほどの太さの動脈である。ここを通って、足全体に血液が送られる。

点滴を見たことがあるだろうか。あれと同じことをする。ただし、液を注入する血管が、点滴では静脈だが、われわれの場合には、動脈である。さらに、注入する液が、点滴の場合には、薬や栄養を含んだ液だったり、血液だったりするが、死体の場合には、ホルマリンである。生きている人にホルマリンを注入すれば、もちろん死んでしまう。

ホルマリンを注入すると、なにが起こるのか。ホルマリンというのは、じつは商品名である。これはホルムアルデヒドという化学物質の水溶液なのである。すなわち、ホルムアルデヒドを約四〇パーセントほど含んだ水、それがホルマリンという名で売

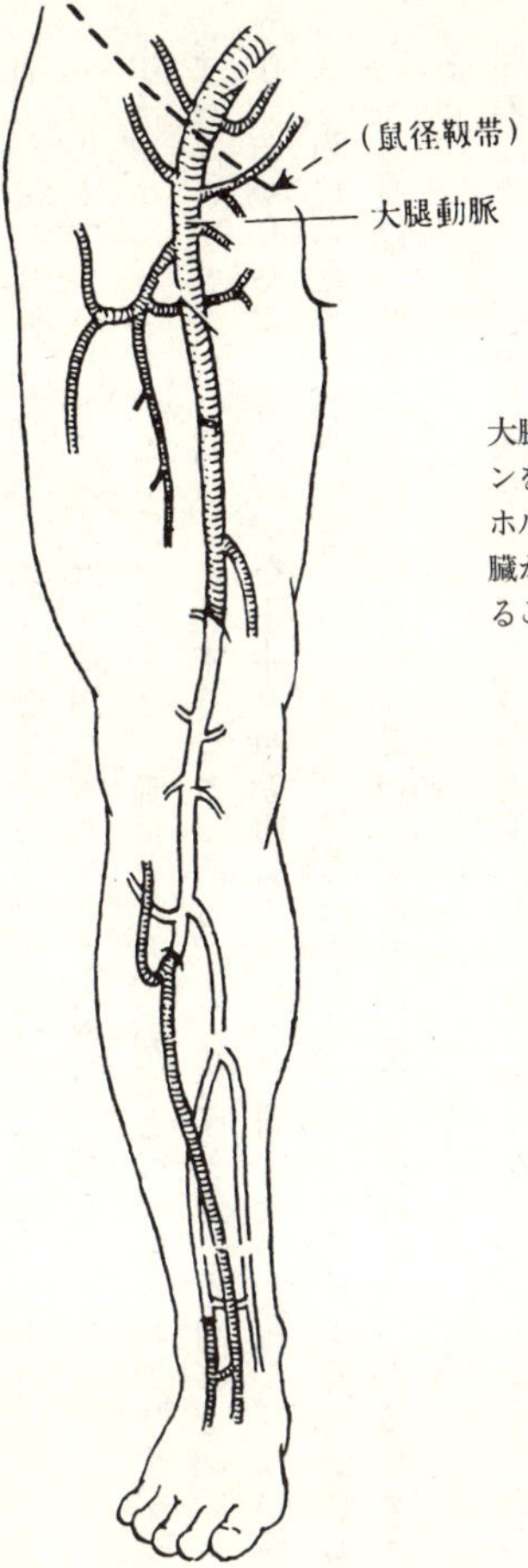

大腿動脈を示す。ここからホルマリンを注入する。無理に押しこむので、ホルマリンは心臓へと逆行する。心臓から、あらためて全身にゆきわたることになる。

られている。実際には、このホルマリンをさらに十倍ほどに薄めたものを、注入に使う。ホルムアルデヒドで言えば、約四パーセントの水溶液である。

生体をホルムアルデヒドにつけると、固定される。固定とは、生きた細胞や組織に含まれているタンパク質が、変性することである。こう言うと難しく聞こえるであろうが、わかりやすく言えば、なま卵をゆで卵にするのが、固定なのである。卵の場合には、固定のために熱処理をする。タンパク質は、熱によっても変性する。変性したタンパク質は、変性しないときに持っていた働きをなくす。性質が変わってしまうのである。

卵の白身が、なまの状態とゆでた状態とで、どんなに違うか、よくわかるであろう。しかし、どちらも白身、化学的には、アルブミンというタンパク質であることに変わりはない。でも、固定されると、状態がすっかり変わってしまう。ゆでるかわりに、なまの白身をホルマリンにつけても、ゆでた白身と同じ状態に変わる。まっ白で、透明でない状態に変わる。いわばこれは、水が氷になるのと似たような変化だと思えばいい。

こうして、ホルマリンで固定された人体は、腐敗せずに、長く保存できる。では、固定すると長持ちするのは、なぜだろうか。それを理解するためには、生物の細胞には、死んでしまうと、自分から壊れてしまう性質があることを知らなくてはならない。それとは反対に、固定をしてやると、細胞が普通持っている「自分から壊れる」という性質が、なくなってしまうのである。自分では壊れなくなるから、あとはイヌがかじったり、カラスがつついたり、あるいは細菌が増えて、からだの成分を分解したりするのを、防いでやればいいことになる。

ではなぜ細胞は、死ぬと自分から壊れるのだろうか。これを理解するには、細胞とはなにかを、もっと説明しなくてはならない。それは、もう少し後の話にしよう。ただ、いまのところは、こう言っておけばいいであろう。生きているあいだ、細胞もまた、自分の中にあるものを壊す必要がある。たとえば、古くなってもう使えなくなったタンパクや、その他のさまざまな分子。だから、そういうものを壊すための装置を、細胞は自分の中に備えている。でも、細胞が死ぬと、その装置が壊れて、なんと自分を壊しはじめるのである。だから、固定をしないと、死んだからだは、部分にもよるが、自分でいわば「とけて」しまうのである。

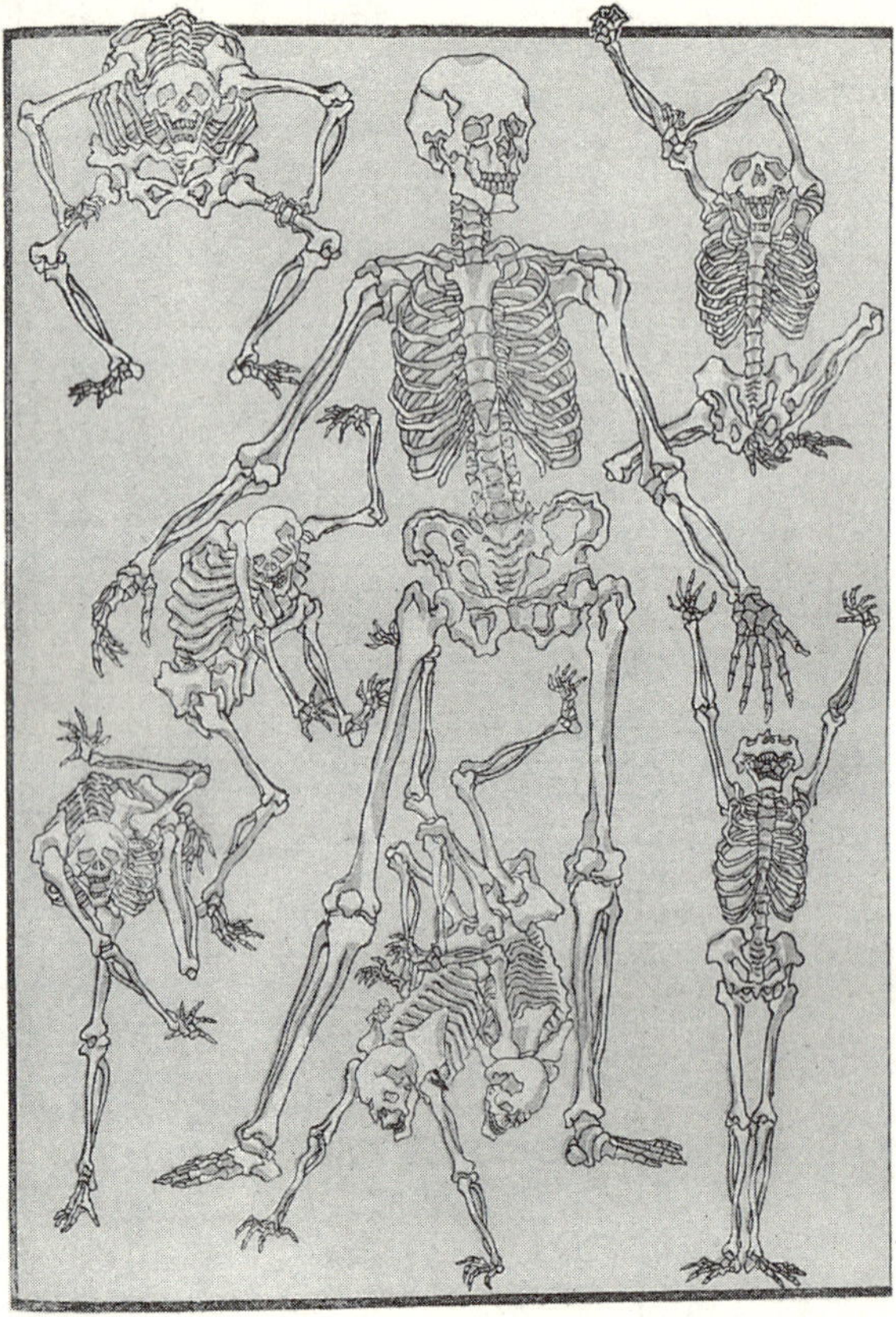

河鍋暁斎（1831～89）による、骸骨の漫画。暁斎は幕末から明治にかけての画家。こうした独特の絵を描いた。外国でむしろ有名な画家である。子どもの頃に、川から生首を拾ってきて、それを写生したという話が伝えられている。図版：(財) 河鍋暁斎記念美術館

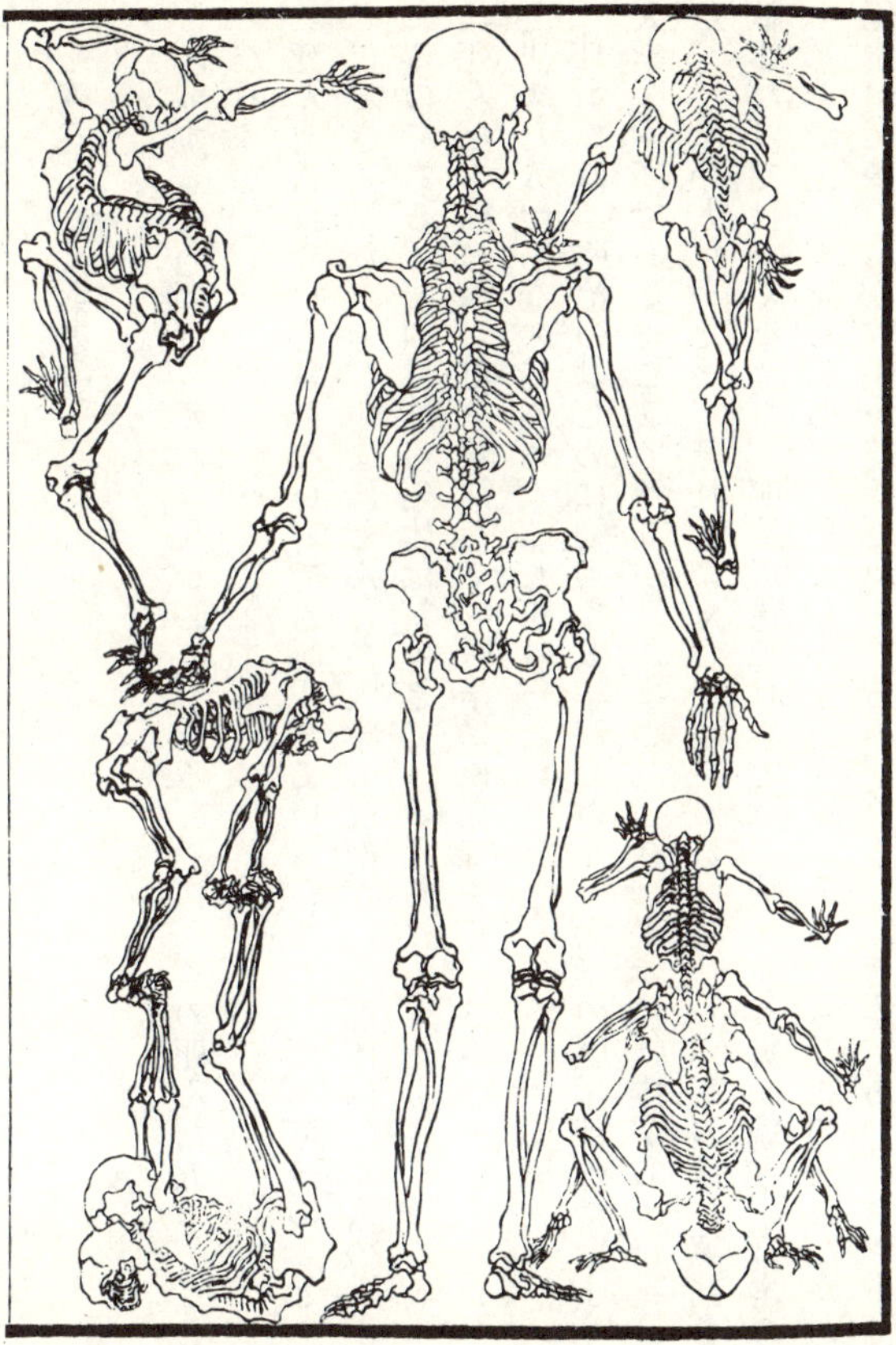

死体はどこから来るのか

解剖するためには、死んだ人が必要である。では、その死んだ人は、どこから来るのだろうか。

死んだ人はなにも言わない。でも、生きているうちに、死んだ後のことを決めることはできる。だから、いまほとんどの大学で解剖される死体は、本人の生前の意志によるのである。解剖される死体は、生きているうちに、

「死んだら私のからだを解剖して、医学に役立ててください」

と決めた人たちなのである。これを献体という。

日本では、明治のはじめに初めて大学ができた。大学の医学部のはじまりは、東京大学医学部である。ここで解剖がはじまったとき、すでに献体があった。最初の献体が、どんな人だったか、それもよくわかっている。しかし、その後、解剖されるのは、献体だけではなくなった。明治以後の日本では、戦争や震災が続き、日本の社会がどんどん変化し、死んだあとに身よりのない人や、そもそもどこのだれだかわからない死体が、多く出る時代が続いたからである。そうした死体があったら、市町村など自

治体の長が、死体を解剖に役立てるため、医科大学にわたしてもよろしい。そういう法律もできた。こうした、身よりや引き取り手のない人たちのおかげで、日本の医科大学は解剖学の教育を続けてきたのである。

昭和三十年代のことである。日本の社会もようやく戦後を脱して、次第に落ち着いてきた。そのなかで、身よりのない人や、どこのだれだかわからない死体は、だんだんなくなってくる。だから、それまでのようなやり方では、医学教育のための死体がなくなってしまう。そんなこともあって、解剖学の教育を大切だと考える人たちの中から、献体運動が起こってきた。死んだら、自分の死体を、医学のために役立てよう。そうした人たちの集まりが日本中にできて、しだいに人数が増えていった。いまでは、献体しようという人たちの会がたくさんある。大学で系統解剖の教育ができるのは、まったくこうした人たちのおかげなのである。

こうした献体が行なわれているのは、日本だけではない。いまでは多くの国が、人体の標本が必要な場合には献体に頼っている。

解剖だけではない。臓器の移植が必要なときにも、本人、または家族の同意を得て、移植のための臓器を取り出させてもらう。日本で臓器移植がなかなか進行しないのは、献体のような形で、臓器移植のための運動が行なわれていないせいもある。

ただし、臓器移植では、解剖での献体とは違って、脳死状態ですでに臓器を取り出す必要があることが多い。ところが、脳死状態になる人は決して多くない。死ぬ人の十分の一くらいだと言われている。そのなかで、移植に適した臓器を持つ人の数は、さらに減ってしまう。解剖の献体なら、ほとんど一〇〇パーセント、大学で受け入れることができる。

そのへんが、臓器移植のための臓器の提供と、解剖のための献体の、実質的な大きな違いなのである。

第2章　気味がわるい

死体のぶきみさ

「死体は気味がわるいでしょう」

これは、だれでも聞くことである。気味がわるい、おそろしい、要するにいやだ。解剖がいやだから、医者にはならない。そういう人までいる。

確かに、死体には気味がわるいという感じがある。でもそれは、からだの部分にもよるのである。

「死体は死体だ。部分もへったくれもあるか。要するに気味がわるい」

そう思う人もあろう。そこを乗り越えるのが、解剖の第一歩である。そこを乗り越えて、死体のことを正面から考えると、

「からだのすべての部分が気味がわるいわけではない」

ということが、わかってくる。死体が、

「要するに気味のわるいもの」

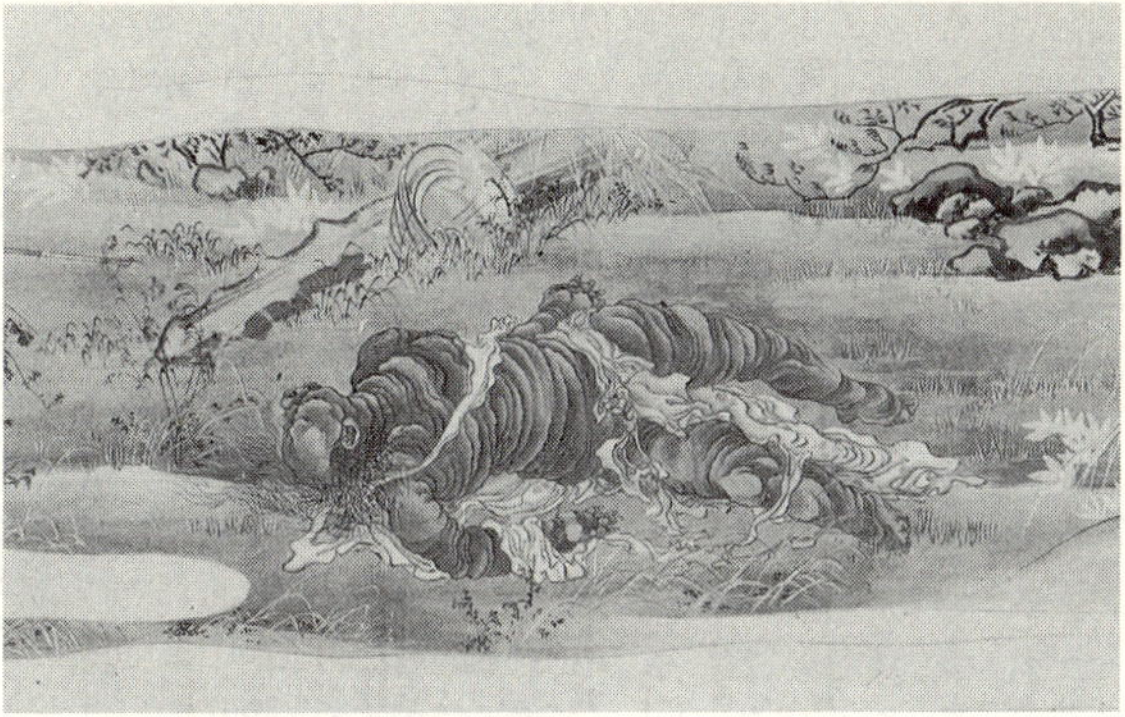

河鍋暁斎による九相図。明治期に描かれたものは、めずらしい。もともとは鎌倉時代に描かれたものである。人は死ぬまでに9つの姿を経るという考えから描かれていた。だから、正しくは、9枚の絵が1組になる。これはその一部である。図版：(財) 河鍋暁斎記念美術館

という一つのまとまりではなく、それぞれ個性のある部分に、次第に分かれてくる。そうしたやり方を、「現実に直面する」と言うのである。

泳げない人は、海に入ることすら、こわがることがある。波が寄せてきて、いつさらわれるかわからない。その恐怖が高じると、波打ち際から、遠く離れて座っていたりする。それでは、泳ぎは決して覚えられない。

いったん海につかってみれば、自分がさらわれるほど大きな波は、めったに来ない。それがわかる。ボチャボチャやっているうちに、海水の中では、からだはほとんど自然に浮くものだ。それに気がつく。そのうち浮かんでいる時間が長くなり、いつの間にか、自分が泳げるようになっているとわかる。それと同じことである。

それなら、死体のどこが具体的に気味がわるいのか。それはたいへんはっきりしている。第一に、手。第二に、顔、特に目。

死体のおなかだけ、白布から出しておくとしよう。そうすると、人によってふくらんでいたり、平たかったりはするものの、ともかく特にこれといって変わったことのない平面に、ヘソだけがポツンと見える。これなら、ちっとも気味がわるくない。

ところが、である。手。これはよくない。どこがよくないかというと、手の解剖をするためには、手を握らなくてはならない。「手を握る」というのは、しかし、握手がそうであるように、生きた人間の世界では、やや特殊な意味を持っている。それは、死んだ人でも、同じことではないか。

さらに、目。「目が合う」という表現がある。これも特別な意味を持っている。知らない人を見つめていて、ふと目が合う。あわてて目をそらす。そういう経験は、たいていの人にあるはずである。これはいささか、バツがわるい。目の解剖をしようとすれば、死体の目を、どうしても見つめる必要がある。死んだ人と「目が合う」わけだが、あいさつするわけにもいかず、バツがわるいどころではない。はなはだ困ってしまう。

生きている人では、だれでも気がつくことだが、手と顔だけが衣服から出ている。なまのからだで、他人から見える部分は、普通この二つに限られる。

どうしてこの二つが、衣服から出ているのか。手や顔を服のなかに入れてしまったら、不便でしかたがない。手を隠せば、ものが持てない。顔を隠せば、ものを食べるのも、息をするのも、やりにくい。

しかし、それなら、手袋をすればいいではないか。北海道の冬や、シベリアのように寒いところでは、手袋をはめるのが普通である。顔だって、同じことであろう。イスラム世界では、女の人は顔を完全にヴェールで包んでしまう。アメリカの銀行強盗が、顔をストッキングで包んでいる場面を、テレビで見かけることがある。顔を隠したら、絶対困る。そういうものではない。

逆に、不便で困るのに、わざわざ隠す。そういう場合もある。小さい子がトイレに行って、うまくパンツが脱げず、おもらしをする。これも、パンツやズボンを、子どもにわざわざはかせるからではないか。それなら、寒くない限り、顔や手のように、お尻を服の外に出しておけばいい。ひどい下痢で、年中トイレに行く。そういうときにも、はじめから裸でいればいいではないか。

そう考えると、からだのどこを隠し、どこを隠さないかは、必ずしも便利だとか不便だとかで、決まっているわけではないらしい、とわかる。文化や、そのときの状況で、違ってくるからである。では、なんで決まっているのか。

顔と手の役割

顔と手は、人のからだのなかで、いちばんよく動く部分である。足もわりあいに動くほうだが、下のほうにあって目立ちにくい。顔のなかでは、目がいちばんよく動く。女の人では、口のほうがよく動く場合もあるが、まばたきにはかなわない。まばたきは、目をつぶらないかぎり、決して止まらないからである。手もまた、たいへんよく動く。なにをするにしても、なにかする限り、手が動かないことはめったにない。

動いている手や顔、顔のなかでも目、こうした部分は、相手が注目する部分でもある。そこに注目して、なにをするのか。「表情を読む」のである。こういう働きを、コミュニケーションという。すなわち情報を伝える。私たちはふだん、情報を伝えるのは、ことばの働きだと思っていることが多い。しかし、ことばだけではない。私たちのからだは、よく「情報を伝える」のである。ジェスチュア・ゲームというのを、やったことがあるのではないだろうか。「食べる」ことくらいなら、ジェスチュアで簡単に伝えられる。

もっとも、ことばが伝えるような「意識的な」情報を、からだにやらせることは、うまいやりかたではない。耳が聞こえない人が手話を使ったり、外国でことばが通じないときに、身ぶり手ぶりを使う。これはあくまで、ことばの代用、やむをえないときに利用する手段である。

私の先輩が、外国に行った。ことばができないので、「朝の六時に起こしてください」という簡単なことが言えない。そこでまず、腕をパタパタさせて飛ぶまねをし、コケコッコーと鳴いた。それから指を使って、「六」を何度も見せた。そうしたらボーイが「わかった、わかった」というふうにニコニコと大きくうなずいて、向こうに行った。しばらくしたら、ゆで卵を六個、運んできた。

からだが伝えるのは、こういう情報ではない。「無意識の」情報なのである。口をきかなくても、からだやその表情を見ればわかることは、じつはたくさんある。たとえば、お父さんが相手なら、

「今日はきげんが悪そうだ、いまおこづかいをちょうだいと言わないほうがいい」

そんな判断をすることがよくあるのではないか。初めて会う人の場合なら、

「気難しそうだ」

「頭が悪そうだ」

「人がよさそうだ」

といった判断をする。

こうした判断のもとになる「からだの表情」、それは、自分でそう「見せよう」としてこしらえているものではない。見せるほうからいえば、相手に「自然に読まれてしまう」のである。かといって、表情を読んでいるほうも、わざわざ読もうとしているわけではない。やっぱり、「自然に読めてしまう」。読むほうも、なぜ読めたか、それが説明できるとは限らない。せっかく嘘をついたのに、顔でバレてしまった。そん

な経験はないだろうか。だから、からだの伝える情報は、「無意識」なのである。「意識」のほうは嘘をつくつもりなのだが、「無意識」がそれを裏切る。

さて、死体に戻って、よく動くはずの、その表情がまったく動かなかったら、どうだろうか。解剖の場合には、いま目の前にいるのは、死んだ人である。だから当然、「動かない」。でも、たとえ死んだ人であっても、人間には変わりがない。私たちはふだん人間を見慣れているから、たとえ相手が死んだ人でも、やっぱり人間として見てしまう。手を見れば、その手の表情を見る。見るというより、無意識に「読む」のである。ところが、その手が動かないとすれば、表情の読みようがない。読めない表情は、とてもぶきみなのである。

人形やお面を、ふと、ぶきみに感じたことはないだろうか。こわい映画で、こういうものが使われることがある。人形の顔もお面も、「動かない表情」を持っているという意味では、案外死体に似ている。フランケンシュタインのぶきみさも、同じである。映画のフランケンシュタインは、ほとんど顔が動かず、表情がない。

私たちは、手や目がよく動くことに、いつのまにか慣れてしまっている。それが「あたりまえ」になっているのである。だからその「あたりまえ」が「あたりまえ」でなくなると、どう考えたらいいか、わからなくなる。どう考えたらいいか、それが

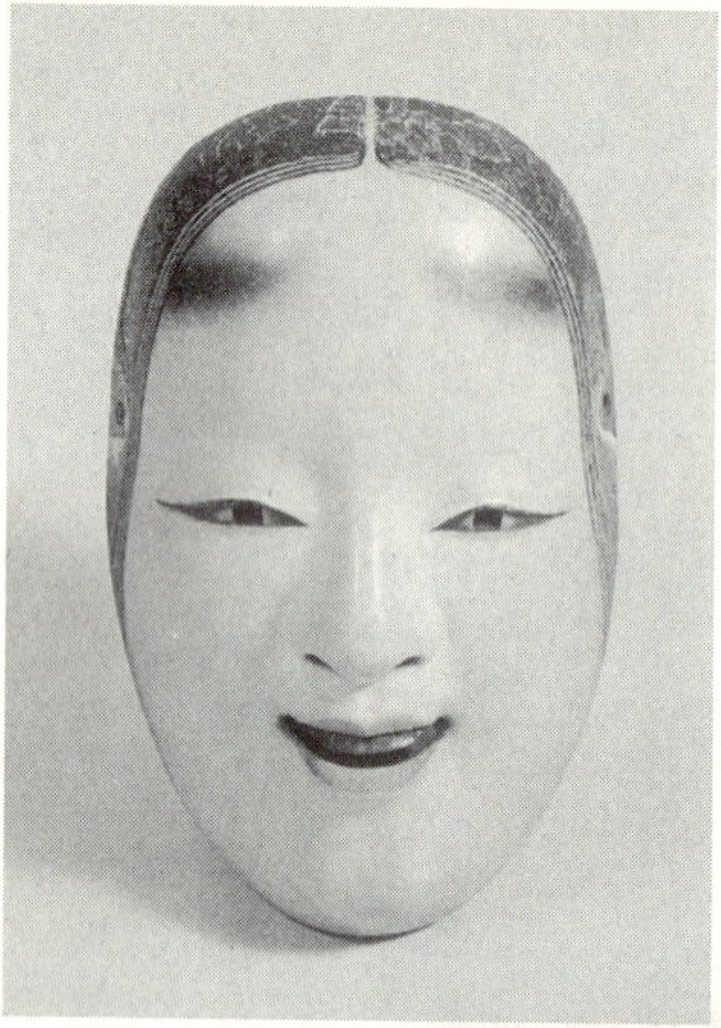

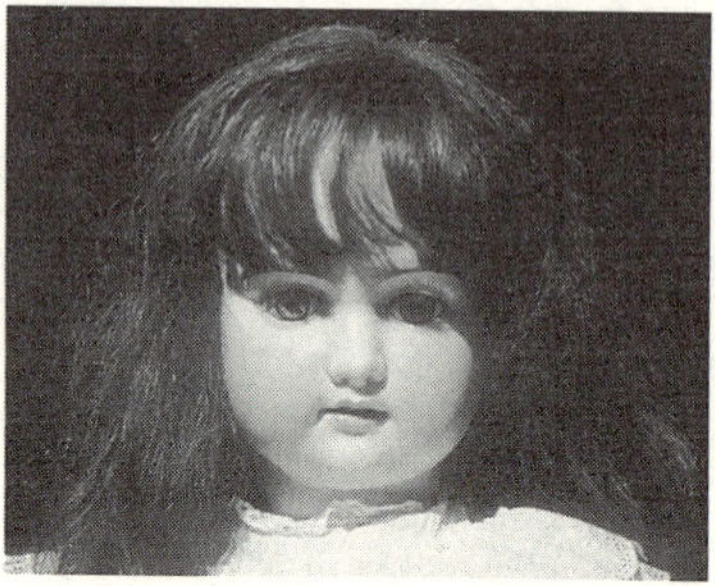

「動かない」表情の例。能面と人形。じっと見ていると、気味がわるくなるものである。

わからないということは、よく考えてみると、ぶきみに通じる。よくわかったことなら、特にこわくはないからである。

相手は死んだ人だ。それはよくわかっている。そこで、その人の手や目を見るとする。その目が突然開いたら、どうか。恐怖映画に、そういうシーンがときどきある。手を見ている。それが突然、動いたらどうか。とてもこわい。では、なぜそんなことを考えるのか。それは人間には想像力があるからだが、それだけではない。死というものが、結局は「よく理解できない」ものだからである。よく理解できないことが起こった以上、その先に「なにが起こってもおかしくはない」。そこから、ぶきみさが生じるらしい。

そういうわけで、おなかのように、ふだんよく見てもいないし、ほとんど動かないところは、生きた人の状態とあまり変わらない。そういう部分は、気味がわるくない。どのみち表情など、はじめからほとんどないからである。

からだは自然のもの

死んだ人は、ヒトだろうか。「死んだら、モノ」だという人は多い。ほんとうか。

自分のおじいさんやおばあさんが、死んだ。そういう経験がある人も、いるかもしれない。死んだあと、おじいさんやおばあさんは、モノになっただろうか。

もちろん、なりはしない。おじいさんやおばあさんである。やっぱり、自分のおじいさんであり、おばあさんである。でも、相手は死んだ人でしょうが。

そこに問題がある。しかし、考えてみよう。死んだ人だって、人間ではないのか。

それを、死んだら「人間」とはなにか別なものだ。そう思うから、ぶきみに感じるのではないだろうか。

なぜ、死んだ人は、人間とは思えないのか。

なにを言っても、返事をしないからだ。

でも、ぐっすり寝ている人や、意識のない人は、なにを言っても返事がない。

そうではなくて、死んだ人は、息をしていないし、呼吸も止まっている。心臓も動かない。

だけど、見ただけでそれがわかるか。

だから、それは、医者に見てもらう。

では、医者は、生きているか死んでいるか、どうやって判断するのだろうか。

第一に、呼吸をしない。第二に、心臓が止まっている。第三に、明るい光を目にあても、瞳が動かない。生きている人なら、瞳が縮む。これを瞳孔反射という。

そうやって、ていねいに見ないと、生きているか、死んでいるかわからない。いまでは脳死といって、呼吸も自分ではしないし瞳孔反射もないが、人工呼吸器をつければ、心臓は無事に動く。そういう人まである。こういう人は、日本では死んだとは認めないが、アメリカやヨーロッパ、あるいはその他のいくつかの国では、死んだと認めている。

生きている、死んでいるといっても、そのギリギリの境では、話がはっきりしない。そんなバカな。そう思うかもしれない。でも、そうなのである。生死とは、自然の現象である。自然の現象は、人間が地球上に発生する以前からある。それより後から、人間が現われて、生きてるとか、死んでるとか、いろいろなことを言うようになった。そうした自然現象が、われわれに完全に理解できるかといえば、そうはいかない。生と死のように、その区別があまりにもあたりまえに見えることですら、その区別はあたりまえではない。よくわからないところが、どうしても残るのである。

人間のからだは、車とは違う。車は人間が設計して作ったものである。だから、それが故障すれば、どこがおかしいか、必ずわかるはずである。部品はすべて、人間が考えて、そこに入れたものしかない。だから、故障したときに、その理由がわからないとすれば、わからないほうがわるい。故障の原因は、最後には必ずわかるはずなのである。

ところが、である。人間のからだは、そうではない。車とは違う。ここは難しいところだが、車のように「人の作ったもの」か、からだのように「自然のもの」かで、わかる、わからないに違いがある。このことは、あたりまえと言えばあたりまえなのだが、いまの人はあまり気づかない。なぜなら、回りにあるものが、「人の作ったもの」ばかりだからである。身の回りを見わたしてごらんなさい。たとえば、自分の家や学校であれば、目に入るものは、ほとんど人が作ったもののはずである。建物、椅子、机、電線、電話、車、などなど。

私たちの身の回りは、いまではすべて人の作ったもの、つまり「わかる」ものばかりなのである。そういうものばかり見ているから、人のからだのように、「自然のもの」を見たとたん、どう考えるのか、それがわからなくなる。それが「わからないもの」だということが、なんだか変な気がするのである。

からだなんて、だれでも持っているじゃないか。それがわからないはずがなかろう。それがわからない。すでに説明したように、極端に言えば、生きているか死んでいるか、それだって国によって意見が違うくらいなのである。

そういうわからないもの、人が作ったわけではないもの、それを自然という。人のからだは、自然である。だから、からだは、根本的には理解できないものに属する。車なら、作る人に、ある「つもり」があって作っている。ちゃんと動かなくてはならない。すぐ故障しては困る。走る機械なのだから、それなりにさまざまな装置が必要だ。

からだのほうは、そこがはっきりしていない。なんのためか。まずそれがわからない。車なら走るためだが、人のからだは、なんのためにあるのか。いくらでも説明はできるが、その説明に終りはない。どの説明も不十分である。こう言われると、困ってしまうであろう。えらい人にきいたら、なんでもわかっているんじゃないか。そうはいかない。どんなえらい人でも、よくわからないところが必ずあるもの、それが自然なのである。人のからだは、その自然である。

生死は自然の現象である。だから、それは、理屈ですべてわかるというわけにはいかない。

「死んだら、モノ」

人は死んだら、モノか。それは違うと言った。なぜか。

モノだと思えば、生きているうちから、モノである。なぜなら、そもそも場所をとる。体重がある。だれかにぶつかると、壁にぶつかったのと同じで、通りぬけるわけにいかない。こういうことはすべて、モノすなわち物体の特徴である。それなら人は、生きているときから、物体としての性質を持っている。死んだ後も、その性質にはまったく変わりがない。それだけのことである。死んだから、急にモノになった。そういうわけではない。

そこがとても不思議だ。死ぬって、どういうことか。だから、自然のことは、すべてがわかるとは限りませんよ。そう言ったのである。それを「わかろう」として、自然科学を勉強する。勉強したら、どこかで「わかって」終りか。それが終らない。どこまで行っても、わからないことが残る。どうせわからないなら、勉強はやめた。そう思う人は、とても多い。でも、そう思ったら、わかるところまでも、わからなくなる。

母親にそうじを手伝えと言われて、うちの娘が言う。

「どうせまた汚れるんだから、そうじなんか、しなくてもいいじゃない」

そういう人は、どうせ死ぬんだから、生きてなくてもいい。そう言うのであろうか。どうせまたおなかがすくのだから、食べたって同じよ。そう思うのだろうか。

学校で与えられる問題には、普通は答がある。自然の問題には、しばしば答がない。答がある問題ばかりに出会っているから、答がない問題を出すと、怒りだす。答がない問題を考えさせるなんて、けしからん。

だから、言ったのである。「人の作ったもの」、そればかりに慣れているから、「自然のもの」にはわからないところがあるということが、わからなくなっている。学校の試験問題は、「先生が作ったもの」である。これは「人の作ったもの」だから、普通答がある。相手が自然だと、そう簡単にはいかない。自然に質問を投げかけると、答が返ってくることもあるし、返ってこないこともある。ヘタクソな質問をすると、答が返ってこない。上手な質問をすると、たとえばノーベル賞がもらえる。聞き方次第なのである。

生きているとはどういうことで、死んでいるとは、どういうことか。この質問に、自然はなかなかきちんと答えてくれない。そうかといって、この問題は、社会的には大切な問題である。わかりません、では済まないところがある。だから、「脳死および臓器移植に関する臨時調査会」という、長い名前の委員会を政府が作った。そこでえらい人がいろいろ相談したが、結局、意見が完全には一致しなかった。

それが自然なのである。自然はしばしば割り切れない。それが割り切れるのは、運がよかったか、割り切れると「思っている」だけである。もっとも、その話は少し難しいであろう。

死んだ人は、生きている人とはちょっと違う。死んで時間がたつほど、その違いははっきりしてくる。でも、生きている人だって、時間がたてばどんどん変わる。だれでも、以前は赤ん坊だった。それが、いつのまにかことばを覚え、本を読む。いつのまにか、年をとり、おじいさん、おばあさんになるであろう。時間とともに人が変化していくのは、死んだ人に限らないのである。

第3章　なぜ解剖をはじめたか

人体をバラバラにする

解剖などという変なことを、一体だれがはじめたのだろうか。そもそもなぜ、解剖ということを思いついたのだろうか。死んだ人を見たら、大急ぎで逃げる。それが普通なのに、メスやピンセットを使って、死体をバラバラにする。そんなことを思いつく人は、よほど変な人ではないか。

べつに、「変な人」ではない。モノをバラバラにする、これは、じつはだれでもやっていることである。といっても、時計をバラしたり、オモチャを分解したりすることではない。モノをバラバラに壊すことのはじまりは、「ことばを使う」ことである。ことばはだれでも使う。

ことばを使うことが、なぜ、モノをバラバラにすることなのか。これは、そのことを考えたことのない人には、案外難しく感じられるであろう。でも、そんなに難しいことではない。

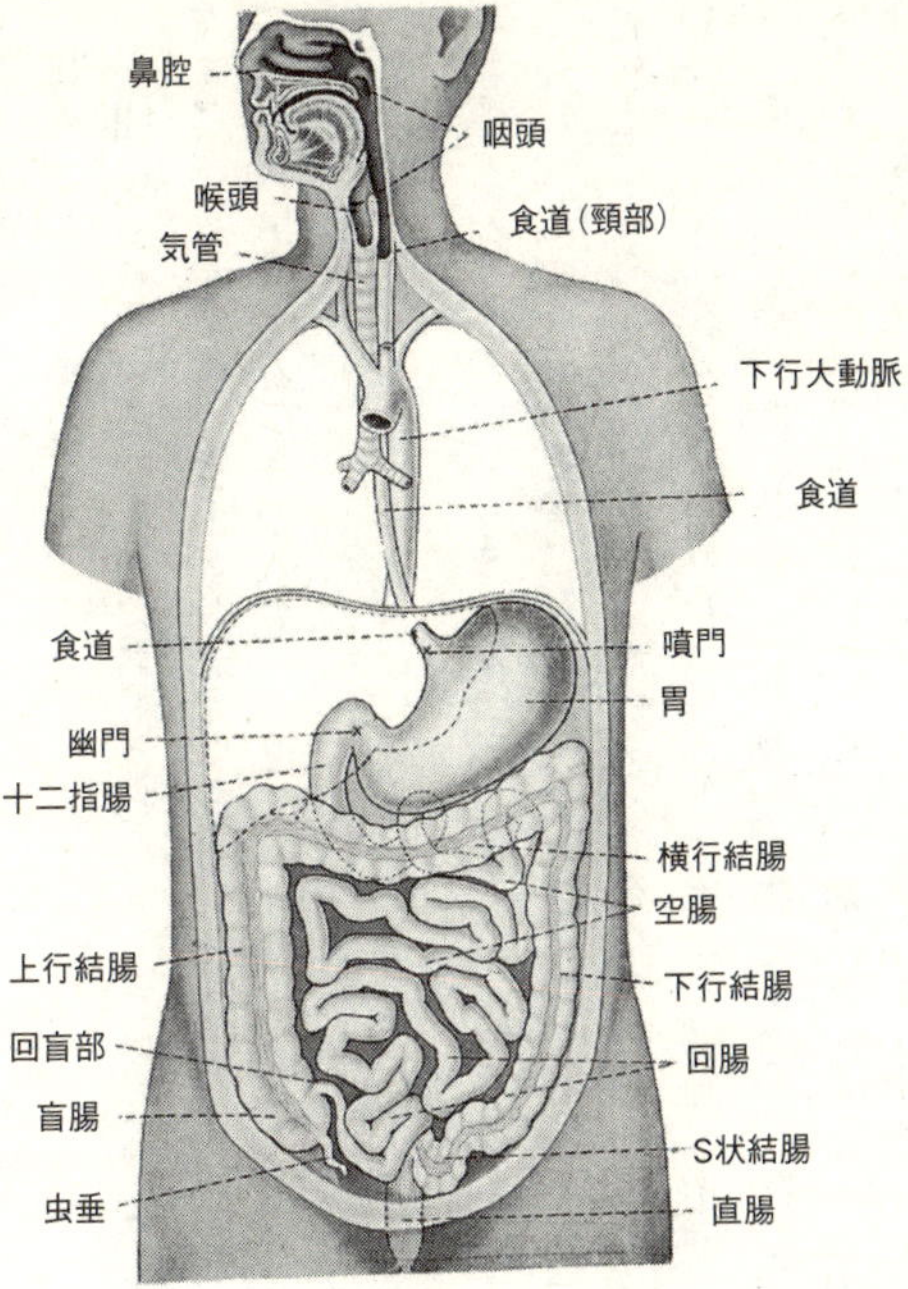

ヒトの消化管。複雑に見えるが、まとめて見れば、1本の管である。咽頭は、呼吸器と共通の部分だが、食道から先は消化管だけになる。食道は、大動脈と気管とのあいだに位置している。

考えてみよう。ものには、名前がついている。木は木。草は草。イヌはイヌ。だれが決めたか知らないが、ともかく、どこかで、いつか、だれかが、こういう「名前をつけた」わけである。

人間は、いろいろなものに名前をつける。つけないと、不便だからか。いや、ついてなくてもいいようなものにまで、名前がついているのではないか。

昭和天皇は、おつきの人が、

「あれは雑草です」

と言うと、

「雑草というものはありません」

と言われたそうである。これは、天皇のほうが正しい。いまでは、ほとんどどんな植物にも、きちんと名前がついている。「雑草」という人は、その植物の名前を知らないから、そんなふうに言うだけのことである。便利、不便はあまり関係なしに、ともかく名をつけるのが、ヒトという動物なのである。

人がことばを使うようになってから、ありとあらゆるものに、名前をつけまくった。植物の名前を全部知っている人など、まずいないであろう。昆虫に至っては、世界中に、数百万種類いるという。いや、最近の研究では、三千万種ではないか、という意見すらある。そんなたくさんの名前が、覚えられるはずはない。でも、知られている限りの虫には、おおかた名前がつけてある。

月、太陽、星、木、草、土、水、などなど。こうやって、世界中のすべてのものに、その正体がたとえ不明でも、ともかく名前をつけていった。こうすれば、世界をことばにすることができる。カンヅメのレッテルみたいなものである。こうすれば、世界をことばとして扱える。夜空で光っている、星より大きいアレ、あれは月。そういうことになる。中身はともかく、なんにでも、ことばというレッテルをはってしまう。こうして、人は世界をことばで表わす。

ところが、ある日、ハッと気がつく。からだの中は、まったくなにもレッテルがはってない。まだ、まっ白ではないか。そこで、からだの中身に名前をつけていく。解剖しなくても、ある程度はわかる。大ケガをした人や、死んだ人を見ていれば、からだの中について、いくらかの知識が得られる。そこで、からだの中にある「構造」に、名前をつけることをはじめる。

名前をつけるとは、どういうことか。ものを「切ること」である。エッ。名前と、「切ること」とは、なんの関係もないじゃないか。

名前をつけることは、ものを「切ること」なのである。なぜなら、「頭」という名をつければ、「頭でないところ」ができてしまう。「頭」と「頭でないところ」の境は、どこか。

だから、「頭」という名をつけると、そこで「境」ができてしまうのである。「境ができる」ということは、いままで「切れていなかった」ものが「切れる」ということである。国境が変わったとしよう。昨日まで、自分の国だったから自由に行けたはずの町が、今日からは簡単に行けなくなる。それは、日本では起こったことがないが、大陸の国では、しばしばあったことである。

地面はずっと続いているのに、「中国」と「インド」という国ができると、「境」つまり国境ができる。つながっているはずの地面が、「切れてしまう」ではないか。でも、国は人間が勝手に決めた。からだは自然にできたのではないか。だから、言ったでしょう。自然に起こることは、たとえ生死であっても、その境は、簡単には決められませんよ、と。

それを簡単に「切ってしまう」のは、だれか。「ことば」である。名前である。ことばができると、つながっているものが切れてしまう。ことばには、そういう性質がある。

人のからだに、名前をつける。名前がついた部分は、ほかの部分とは、頭のなかでは「切れて」しまう。頭、首、胴体、手、足。その「境」を、きちんと言えるだろう

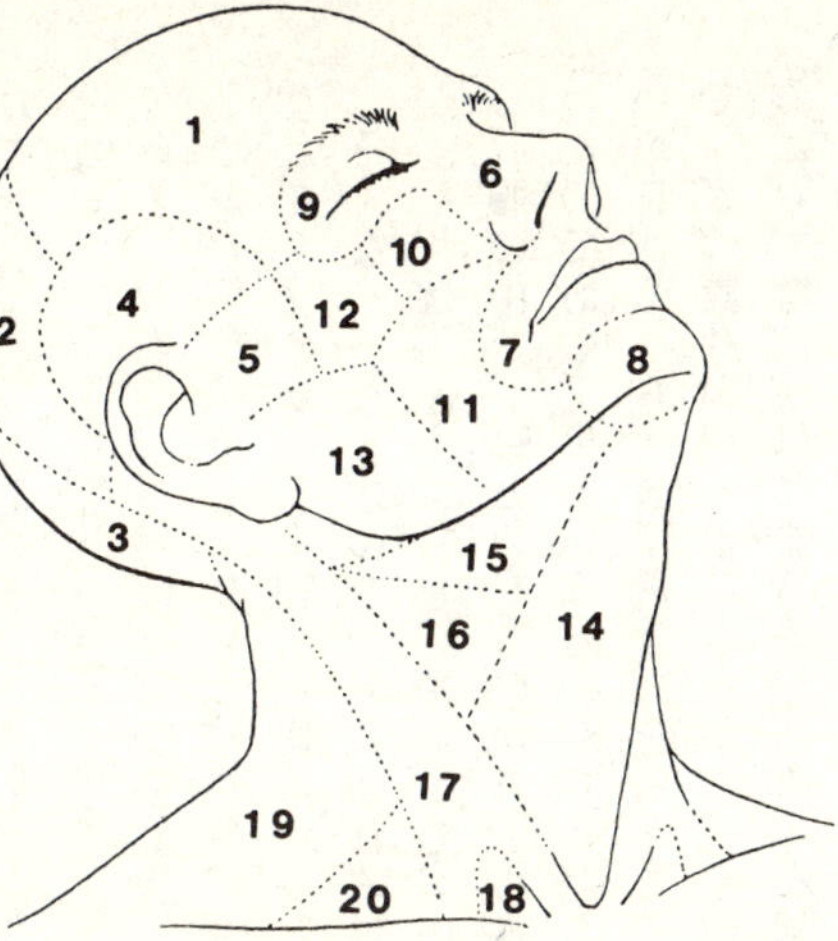

1 前頭部	11頬部
2 側頭部	12頬骨部
3 後頭部	13耳下腺咬筋部
4 側頭上部	14前頸部
5 側頭下部	15顎下三角部
6 鼻部	16頸動脈三角部
7 口部	17胸鎖乳突筋部
8 オトガイ部	18小鎖骨上窩
9 眼窩部	19外側頸三角部
10眼窩下部	20肩甲鎖骨三角部

人体の表面について、くまなく、こうした名前がつけられている。名前がつけられた部分の「間」には、境界ができる。その境界は、自然に存在するものではない。考えようによっては、名前をつけるから、境ができるのである。こうして人体が「切れる」。

か。そんなことは、だれも言えないのである。なぜかって、「一人の」、そのなかに、境はない。ただ、人の「部分」に、手だの足だのという「名をつける」と、人が「切れて」、バラバラになってしまうのである。もちろん、実際にバラバラになるわけではない。「ことばの中では」である。でも、人はほとんど「ことばの世界」に暮らしている。だから、やっぱり、「切れた」と言っていいのである。

これが解剖のはじまり。なぜなら、ことばの中、すなわち頭の中で、からだがまず切れてしまうから、実際に「切る」ことになるのである。

そんなバカな。頭のなかで「切れる」のと、実際に「切る」のとは、違うでしょうが。それは、違う。でも、頭の中で「切る」から、やがては実際に「切る」ことになる。頭の中で、車というものが考えられたから、やがて実際に車が作られるようになったのである。車というものができたおかげで、車を考えついたわけではない。新しい車を作るなら、まず設計図を引かなくてはならない。車ばかりではない。頭のなかで、家の設計図がまずできるから、家がたつ。人のからだを「ことばにしよう」とするから、解剖がはじまるのである。なぜなら、ことばには「モノを切る」性質があるからである。

ああ、難しかった。そうでもないでしょう。ことばには、ものを切る性質がある。

人間は、頭の中で考えたことを、外に実現する癖がある。この二つのことを知っていれば、解剖のはじまりがわかるのである。

なぜ解剖がはじまったかについては、これとは違った理由も考えられる。めんどうくさいから、ふだんは理由は一つにしてしまう。おなかがすいたから、食事にする。これでほとんどの人は、納得する。でも、食事の時間になったから、食事にするのかもしれない。勉強するより、食事のほうがまだマシだから、食事にしたのかもしれない。理由は、たった一つとはかぎらないのである。

医者は、からだの中のこと、そこで起こるできごとを、よく知っていなくてはならない。でも、全部はとても扱いきれない。それで、専門が分かれている。眼科は目だし、耳鼻科は耳と鼻とのど。でも、学生時代に勉強するときは、からだ全体をいちおう勉強する。なぜか。

目の病気も耳の病気も、そこだけの病気とはかぎらない。糖尿病で目が見えなくなる。薬を飲んだら、耳が遠くなった。そんなことが起こる。目の医者だから、目だけ知っていればいい。そういうわけにはいかないのである。

ケガを考えてみよう。人間はどこをケガするか、わかったものではない。指の先を傷つける人があるかと思えば、頭をケガする人もある。そう思えば、からだについて、ひととおりのことを知らなくては、医者はできない。だから、解剖を勉強する。それも、全身をである。目なんか、気持ちが悪いから、ボクはイヤだ。そういうわけにはいかない。

昔の人も、同じように考えたに違いない。医者になって、他人のからだを診察する。患者は腹が痛いと言って、まっさおになっている。いったい、おなかの中では、なにが起こっているのか。そこで、解剖の知識がいることは、当然ではないか。

こうした実際の必要から、解剖がはじまった。これは、わかりやすい考えである。これはちょうど、タクシーの運転手になるのに、その土地の地理を覚えるのと、似たようなことである。自分がどこを走っているのか、それがわからなくては、運転はできない。

解剖がはじまった理由を、「なんの役に立つか」で説明する、こうした説明は、とおりがいい。でも、それだけでは説明できないことが、たくさんある。やがてそれに気づく。しかし、「なんの役に立つか」。それを聞いて満足するのであれば、それでもいいのである。

でも、私は満足しない。なぜなら、なんの役に立つかわからないもの、それはこの世界には、山ほどあるからである。たとえば、うちの庭に転がっている、あの石。ひょっとすると、だれも見たこともないかもしれない、宇宙のかなたの小さな星。君自身は、なんの役に立っているのだろうか。だから「役に立つ」という説明ではない説明を、解剖についてやってみたのである。

内臓と内臓でないもの

からだの「なか」といっても、いろいろな部分がある。解剖では、それをどう分けるのだろうか。

まず、大きく二つに分ける。内臓と、内臓ではない部分と。内臓ではない部分とは、サカナでいえば、干物になっている、あれである。干物には、内臓がない。ないのではなくて、だれかが内臓を取ってしまったのである。

内臓でない、からだのこうした部分は、専門的には「体性系」と呼ばれる。体性系には筋肉や皮膚、骨、さらに感覚器や脳を含んでいる。だから、サカナの干物は、おもに体性系なのである。干物で食べられるところは、つまりは皮膚と筋肉で、それを食べてしまえば、骨が残る。内臓でない部分、すなわち体性系は、外からある程度見える。まずは皮膚。骨による出っぱり。筋肉のふくらみ。ボディー・ビルをやる人では、解剖しなくても筋肉のかたちが皮膚を通してかなり観察できる。こうした人にモデルになってもらい、生体について、解剖を勉強する。体性系については、そういうこともできる。

その体性系に対して、内臓は「臓性系」である。内臓は、外から観察しにくい。からだのなかに、「体腔」と呼ばれる部屋があって、内臓はおもにそこに入っている。体腔という部屋のなかに入っているから、部屋の壁を壊さないと、内臓は見えにくい。その体腔を包んで、壁を作っているのが体性系である。

体腔を「たいこう」と呼ぶ人もある。「腔」の字は、「こう」と読むのが正しいからである。ただ、医学の領域では、昔から「たいくう」と呼んでいる。「腔」とは、解剖学では、からだのなかにある、すき間のことである。口のなかが口腔、鼻のなかが鼻腔。

体腔は、胸と腹の二つに分かれており、それぞれ胸腔、腹腔と呼んでいる。胸腔には、たとえば肺が入っており、腹腔には、胃や腸が入っている。

それでは、内臓には、どんなものがあるか。

肝臓、脾臓、腎臓、心臓、肺臓。昔から、この五つを、「五臓」という。「臓」というのは、実質臓器のことである。これはつまり、中が詰まっている器官である。全体

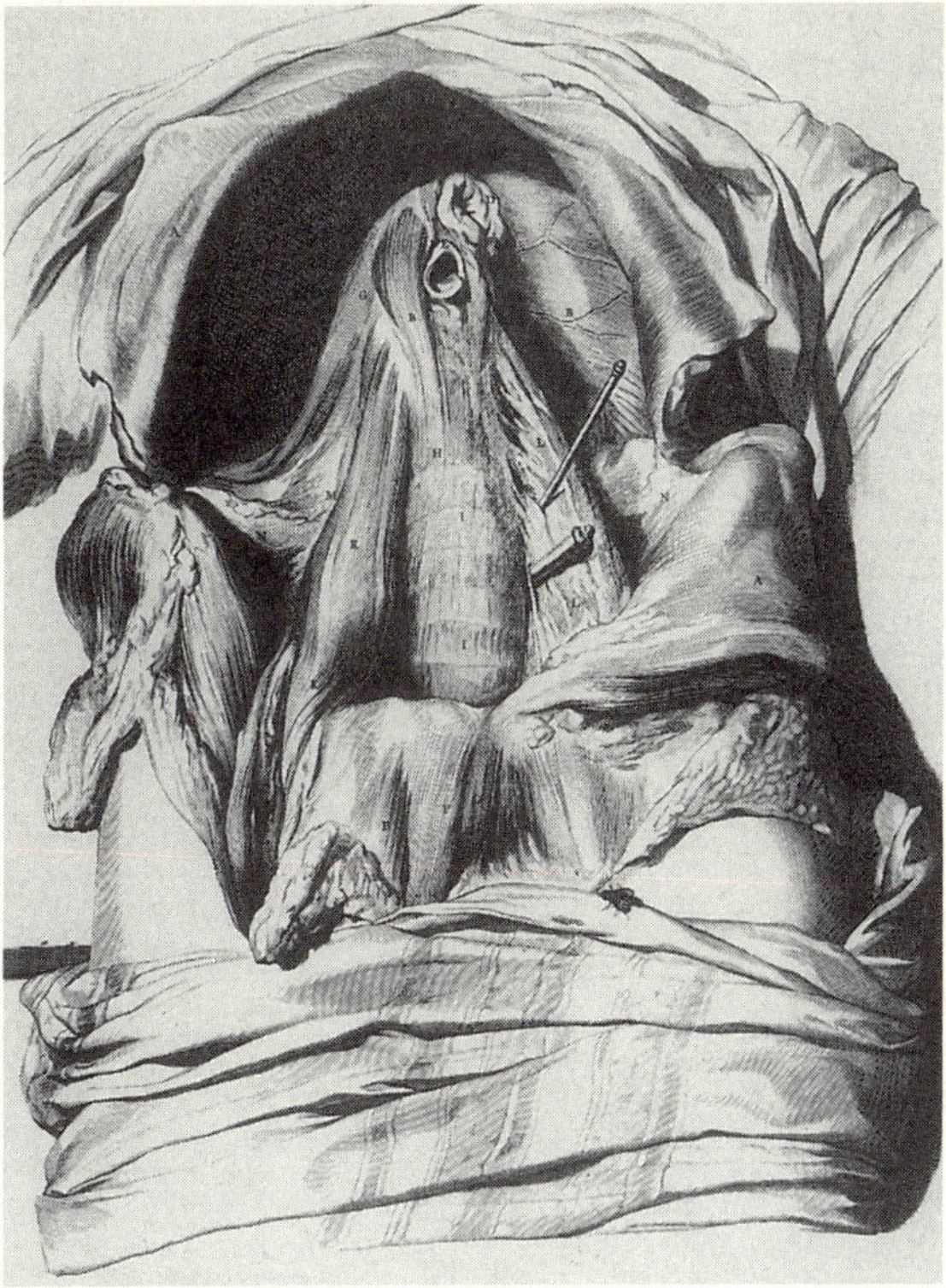

内臓を取り除いた、おなかの中。これが腹腔である。ビドローの図による。

が「肉」でできている。そう言ってもいい。

では、中が「詰まっていない」というのは、どんな内臓か。「袋」状の内臓、つまり胃、小腸、大腸、胆嚢、膀胱の五つがそれ。これを「腑」という。ただし、腑には、もう一つあって、それを「三焦《さんしょう》」という。三焦というのは、じつは正体が不明である。だが、ともかくこれを含めて、腑は六つあることになっている。五つの臓と、六つの腑、これらを合わせて、「五臓六腑」という。これが、内臓に対して、中国人がつけた名前である。

日本の医学は、はじめ中国から輸入された。だから、「漢」字と同じで、中国医学を漢方という。漢方は五臓六腑説である。だから、日本でも、江戸時代までは五臓六腑説だった。いろいろむずかしい字が出てきたのは、話がそもそも古いからである。

現代医学から見て、五臓には、抜けているものが一つある。それはすい臓である。すい臓は、江戸時代に、西洋医学の知識が入るようになって、初めて日本でも知られるようになった。すい臓の漢字は、「膵」臓であるが、この字は、ほんとうの「漢字」ではない。つまり、中国人が作った字ではない。中国人は五臓だから、当然すい臓を知らなかった。

「膵」という字は、江戸時代に、宇田川榛斎《うだがわしんさい》（玄真《げんしん》）という医師によって創られたも

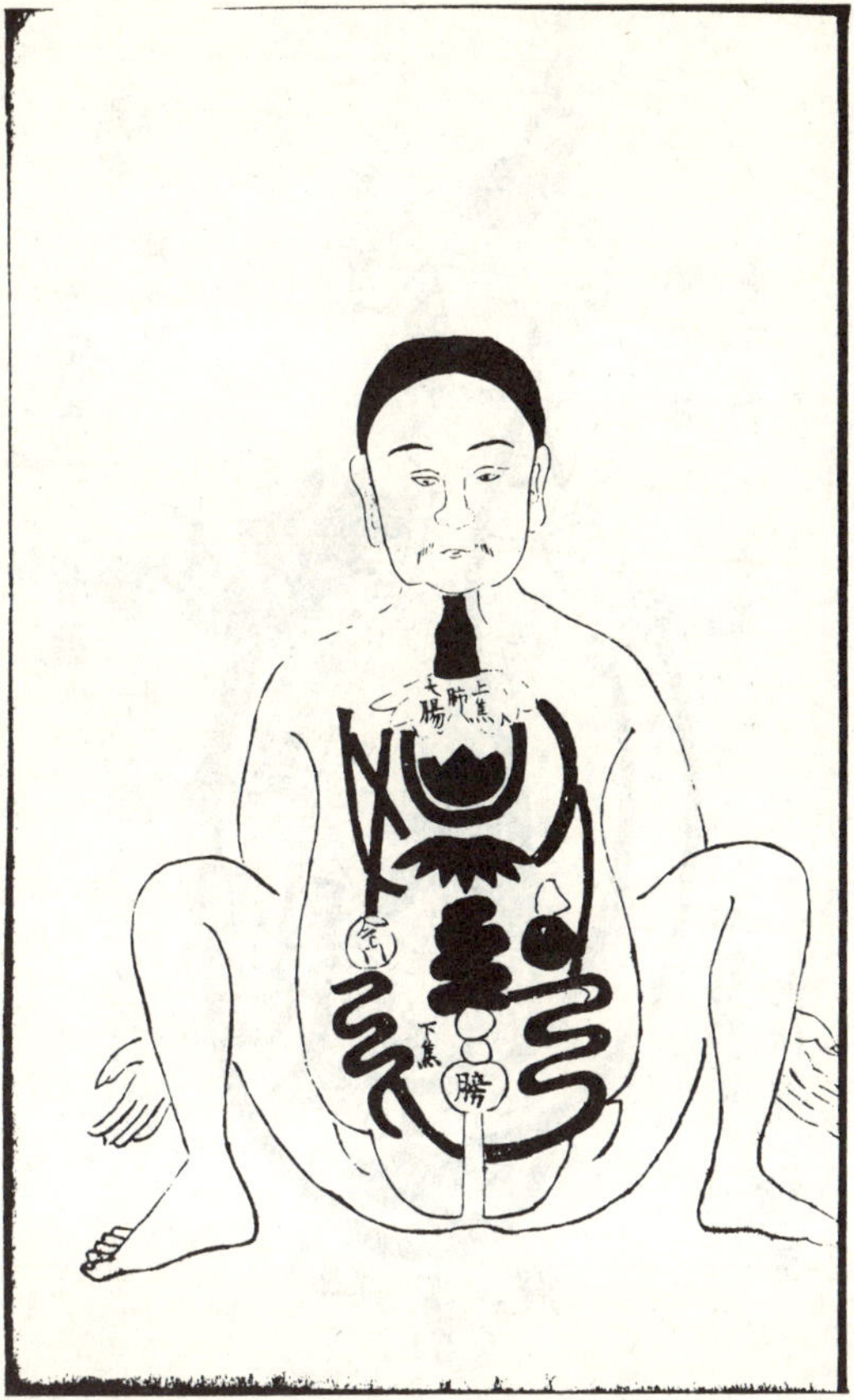

中国から伝えられた、漢方医学の書物にある人体図。実際の人体というよりは、「考え」のほうが表わされている。

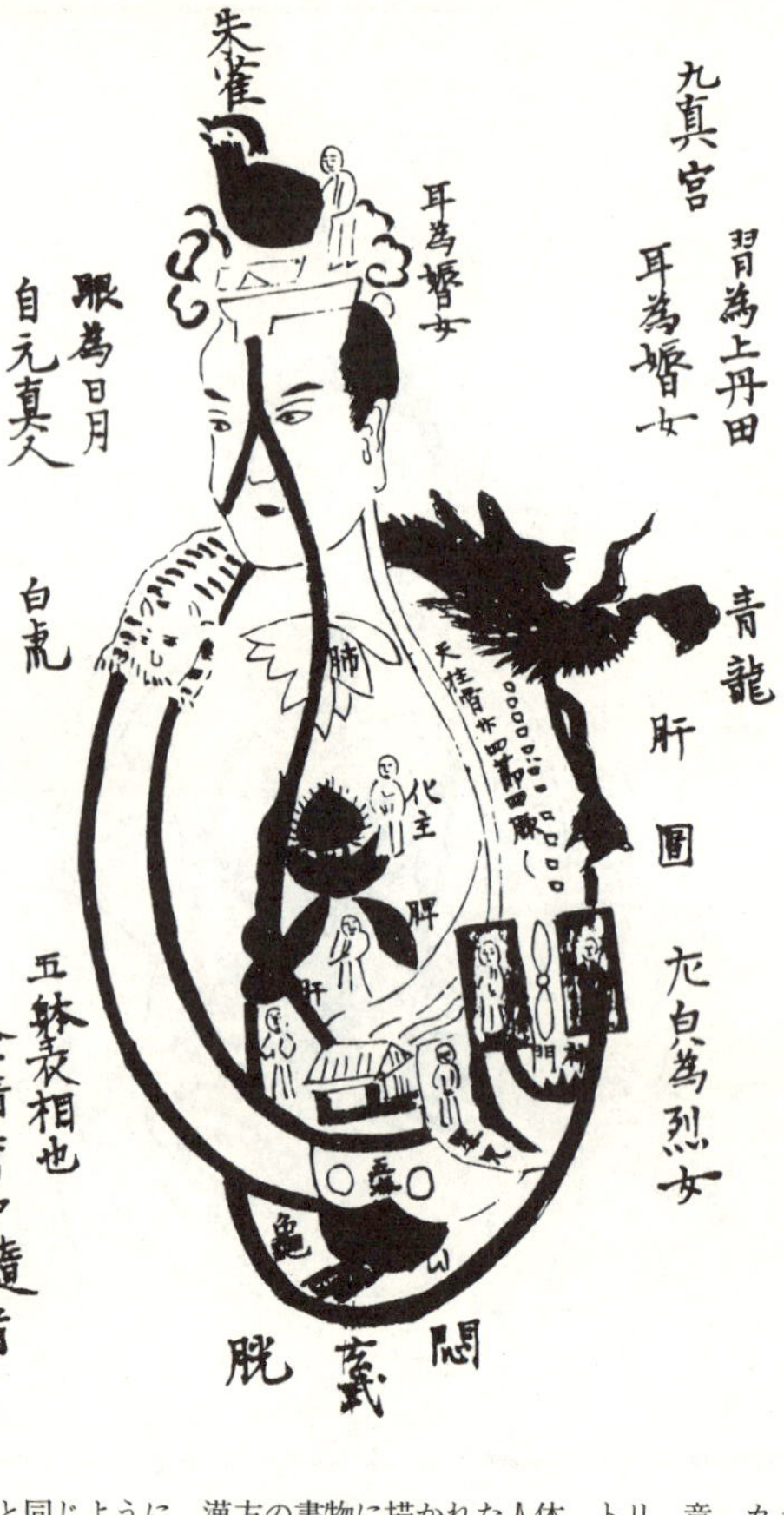

前頁図と同じように、漢方の書物に描かれた人体。トリ、竜、カメ、トラは、四神といって、東西南北の方向を示す神。大地にも方向があるが、からだにも同じように方位があると考えていた。

のである。日本で創られた、こういう漢字を「国字」という。

体性系の働きが、環境とのかかわりを中心とするのに対して、内臓に代表される臓性系は、自分のからだを維持する働きを持っている。消化、呼吸、排泄、循環といった働きが、それである。

内臓の働きは、意識とは直接の関係がない。胃をなんとか動かそうと思っても、そうはいかない。胃が自分の都合で、勝手に動く。小腸は食べたものを消化し、吸収するが、全部で長さが約六メートルもある。これが腹腔の中で、適当にくねくね動いて、食物を送る。そういう運動を、頭で考えてやろうとしたら、きっと頭が痛くなるに違いない。さもなければ、腸がこんがらかる。内臓は、その動きを、自分でうまくやるのである。だから、内臓にも、神経細胞はたくさんある。

胃があまり急に動くと、痛い。そのときには、多くの人は「胃が痛い」と言う。でも、心筋梗塞のように、心臓の血管が詰まる病気でも、患者さんは「胃が痛い」と言うことがある。じつは、胃が痛いというより、「おなかが痛い」「上腹部が痛い」と言うのが正解である。胃そのものが痛いかどうか、それは自分では、ほんとうは「わからない」。

手が痛いとか、足が痛いというのと違って、内臓の痛みは、しばしば場所がはっき

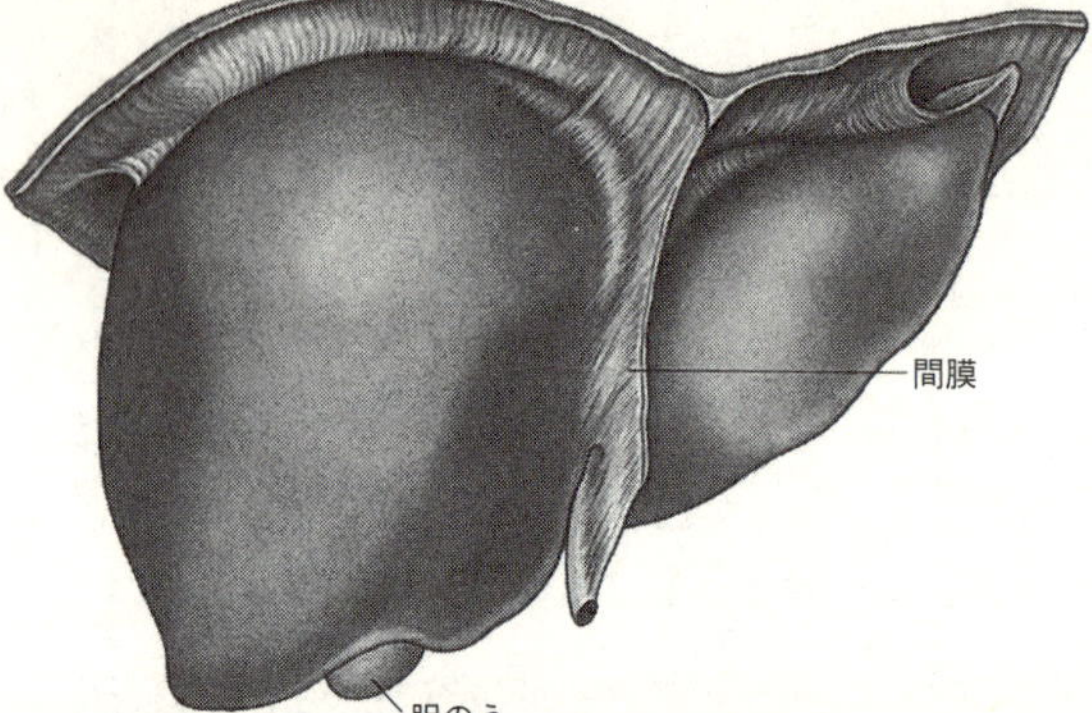

肝臓。表面についている膜は、間膜と呼ばれる。肝臓は人体でもっとも大きな臓器である。消化管からの血液は、まず肝臓に流れこむ。肝臓は、いくつかの栄養分を血液からとり、解毒を行なう。また、胆汁を作り、それを胆のうにためる。

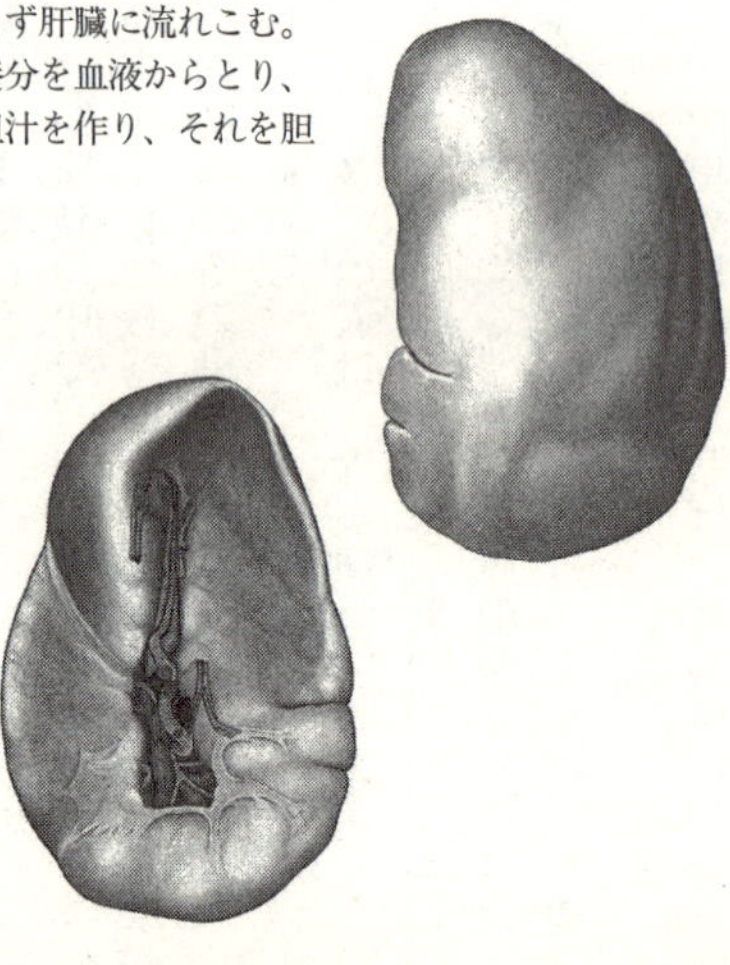

脾臓。左は裏側から見た図。脾臓は循環系に属する器官で、内部に多くの血液を含んでいる。免疫にかかわる働きも持っている。

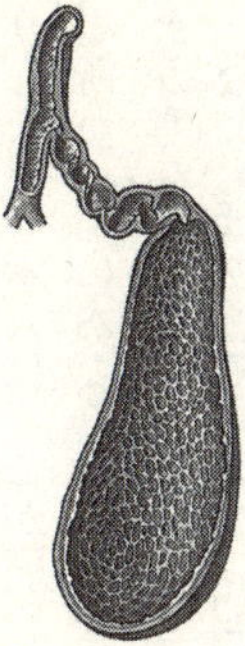

胆のうの断面。肝臓で作られた胆汁をためて、必要なときに十二指腸に出す。胆汁は消化を助ける働きがある。

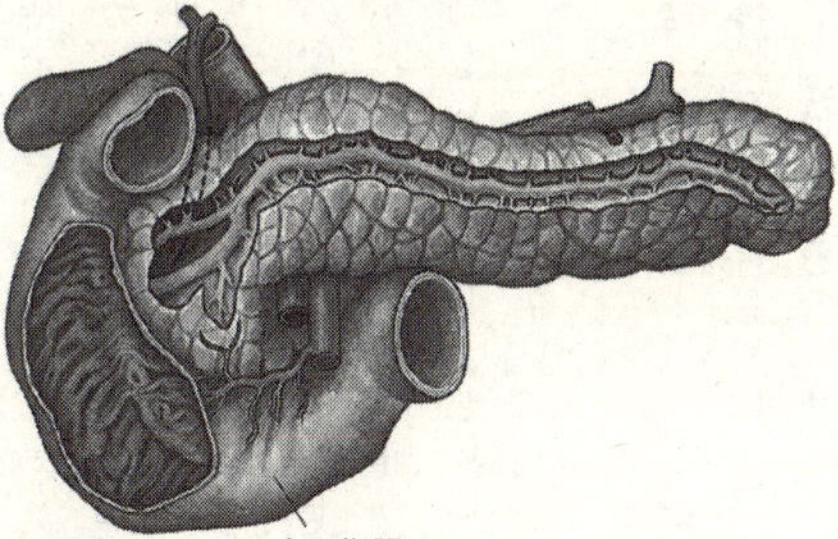

すい臓。十二指腸にすい臓からの管が開くので、十二指腸とともに示してある。肝臓、胆のうからの管も、同じ場所に開く。すい臓は漢方では知られていなかったので、五臓六腑には入っていない。

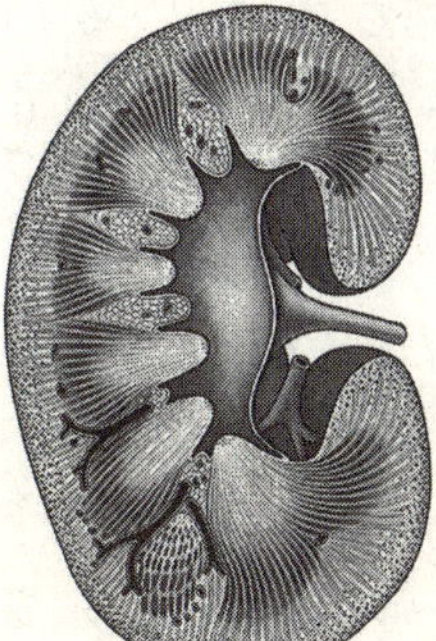

腎臓の断面。腎臓では、尿が作られる。

りしない。本人はどこが痛いか、それはわかっているつもりである。でも、その痛む場所が、肺にあたるのか、心臓にあたるのか、胃になるのか。それがわかるだろうか。わからないはずである。

たとえば皮膚であれば、どこの痛みか、即座にわかる。内臓では、そうした痛みの部位は、自分では必ずしも特定できない。そもそも、内臓は見えない。さわれない。どこでなにが起こっているか、たとえ痛くても、自分では確かめようがない。だから、本人が「胃が痛い」と言うからといって、それが正しいとは限らないのである。

内臓の痛みについては、じつはからだの地図が、脳にははっきりとは描かれていない。皮膚であれば、からだ全体の皮膚のきちんとした地図が、脳に描きこまれている。だから、皮膚の痛みなら場所がわかるが、内臓の痛みは、どの部分の痛みか、はっきりしないのである。この話は難しいから、くわしいことは、後にしよう。

背骨を持った生物

ともかく、このように、体性系と臓性系では、運動も知覚も互いにやや性質が違っている。両者の違いは、単に干物にするのに便利だとか、不便だとかいうことではない。からだのなかで、二つの大きな系統を作っているのである。もちろん、この二つの系統を、完全に二つに切り分けることはできない。それは、すでに説明したとおりである。

ホヤという動物がいる。これは、幼生のあいだは、オタマジャクシのようなかたちで、自由に泳ぎまわっている。しかし、親になると、海底に落ち着いて、動かなくなってしまう。このときに、筋肉のような体性系は吸収されて、栄養になってしまう。つまり、親になると、からだはほとんど臓性系だけになる。それで、海底に落ち着いて、動かなくなるのである。

オタマジャクシのような形のホヤの幼生、こういう動物から、背骨のある動物が進化してきた。そう考えられている。ホヤの幼生には、脊索《せきさく》といって、背骨のような構造もちゃんとあるからである。脊索は、ヤツメウナギではいまでもあるし、ヒトのからだでは、胎児の時期に早くからできてくる。これが、後になって、背骨に置き換えられる。

背骨があるということは、ヒトを含む、脊椎動物の仲間では、たいへん重要な特徴である。脊椎というのは、背骨を構成する骨のことだが、ヒトは、これを持っている動物の仲間に属している。

さて、背骨を持つ動物には、どれだけの違ったグループがあるか。

①まず魚類。魚に背骨があるのは、よく知っているはずである。魚はもちろん、水の中にしか住まない。でも、②それから、両生類。両生類は卵を水中に生み、子どもは水の中でしか育たない。親はしばしば陸に上がるから、両生類という。カエル、イモリ、サンショウウオなど。③次が爬虫類。つまりカメ、トカゲ、ヘビなど。これは両生類とは逆に、陸に住むようになった、背骨のある動物。カメは水に住むが、卵を産むときには、ウミガメだって、陸に帰ってくる。両生類と反対になっていることがわかるであろう。④鳥類。これは爬虫類の親戚だが、いちばん縁が深いのは、いまでは滅びてしまった恐竜類である。学者によっては、鳥と恐竜をいっしょにして、同じグループにする人もある。⑤哺乳類。哺乳類は、自分で体温を保つことができ、お乳を飲ませて子どもを育て、皮膚には毛が生えていることが多い。ヒトは、だから、哺乳類に属する。

このように、脊椎動物には、五つの大きなグループがある。きちんと分ければ、もっとあるのだが、ここでは、これ以上くわしく分ける必要はない。こうした脊椎動物は、昆虫や貝やミミズなどと違って、背骨という大きな特徴を共有している。だから、脊椎動物のこの五つの大きなグループは、背骨にあたるような構造を持った同じ祖先

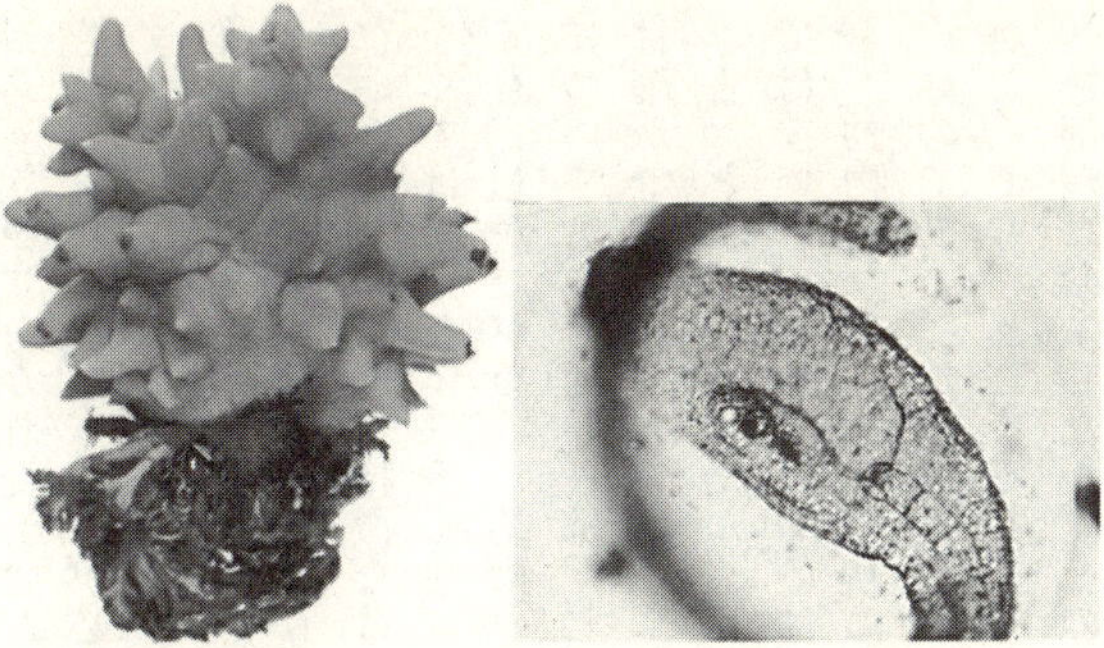

ホヤ。右が幼生。オタマジャクシ型幼生と呼ばれる。親になると、運動の器官を失ってしまう。写真：東京大学医学部

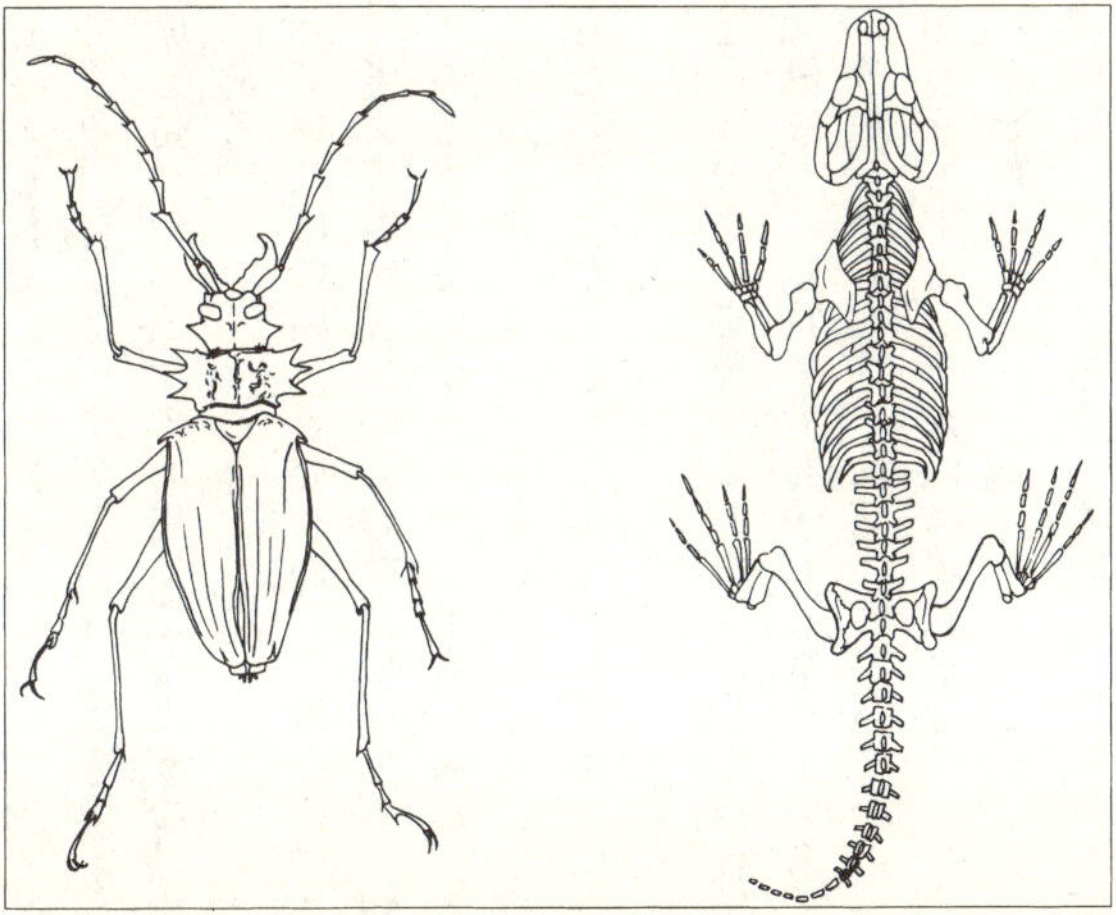

昆虫と脊椎動物とは、動物の中でもっとも成功したグループである。どちらも硬い骨格を持ち、進行方向に頭があり、左右対称の形をしている。昆虫では、外側の硬い殻が、骨格の働きをしている。

から、次第に分かれたものだろう、と考えられているのである。脊椎動物では、ごく若い胎児のときに、脊索が必ずできてくる。脊索は、やがて背骨に置き換えられてしまうが、このことから考えても、脊索を持った、ホヤの幼生に似たような動物が、脊椎動物の祖先だったと考えられるのである。

解剖を勉強するには、ヒトだけ知っていればいい、というわけではない。このように、からだの大きな特徴だけについて考えても、動物のからだについても、知っていなくてはならない。そんなことは、めんどうくさいからいやだ。もちろん、そう思っても、しかたがない。動物のことなど、知らなくても、医者はできる。しかし、動物についても知っていれば、ヒトのからだのことが、もっとよくわかるようになることは確かである。

もっとよくわかったから、どうだというのだ。必要なことだけ知っていれば、いいではないか。生きていくのに必要な知識なら、動物でもちゃんと知っている。なぜなら、動物だって、それなりに生きているからである。それでいいというなら、それでいいのである。ただ、人間はものを知ろうとする。それには限りがない。たとえ限りがなくても、どこまでも知ろうとするのである。

解剖がなぜ生じたか。その最後の理由は、これである。人間は、なにごとであれ、知ろうとし、知りたいと思うからである。人間は、自分自身のからだを、知ろうと思ったのである。学問とは、すべてこの「知りたい」から起こるのである。

第4章　だれが解剖をはじめたか

日本で初めての解剖

なにごとにも、はじまりがある。日本で、いちばん初めに解剖をしたのは、どこの、だれか。解剖された人もいるはずだが、そちらはいったい、どこの、だれか。

これには、きちんとした記録が残っている。

日本で初めて、「官許の」、つまり政府からきちんと許可を受けた解剖は、江戸時代の中頃に行なわれた。一七五四年、当時の年号でいえば宝暦四年、いまから約二百五十年前のことである。その場所は京都。

それが、どうしたの。

だから、困るのである。古い話とは、要するに、済んでしまったことである。済んでしまったことである以上、「それが、どうした」と言われると、なにも言い返すことができない。いまさら、どうしようもないからである。

歴史の面白さは、若いときには、なかなかわからない。若い人は、生れてからまだそれほど年数がたっていない。だから、自分にほとんど歴史がない。自分にないものが、そう簡単にわかるわけがない。もっとも、それが若い人のいいところでもある。まあ、そう言わずに、古い話も聞いてください。

解剖がはじまったことは、当時としてはいわば大事件だった。なぜか。解剖は、とても長いあいだ、禁じられてきたからである。いつ、だれが禁止したか。大宝律令をご存じだろうか。この法律体系は、中国のものをまねたものだが、約千三百年も前、西暦七〇二年にできた。言ってみれば、日本の法律の「もとじめ」みたいなものである。そこに解剖はいけないと書いてある。書いてあるらしい。以来、江戸時代のなかばまで約千年、解剖は「してはならないこと」として、ずっと禁じられてきた。だれかえらい人が、解剖はいけない、と、とりたてて言ったわけではない。そういうわけではないが、以来だれでも、解剖なんてしてはいけない、とただ思っていたのである。

その初めての解剖をしたのは、山脇東洋《やまわきとうよう》という医師。解剖をされたのは、屈嘉《くつか》という名前が残っている人。この人はじつは、死刑囚である。当時の死刑は、普通は斬首、つまり日本刀で首を切る。だから、日本で最初の解剖体は、首なしの死体だった。

死刑になるくらいだから、そうとう悪いことをしたのだろう。そこが、そう簡単ではない。死刑になった理由は「官をいつわり」、つまり役人にうそをつき、「徒を脅して金を取るものしばしば」、つまり人々をおどして、何度も金をまきあげたというのである。ああ、それなら、うちの学校にもいないことはない。先生に嘘をつき、ほかの子どもをおどして、こづかいをまきあげる。江戸時代なら、それで死刑。

江戸時代はまだ刑が重く、どろぼうでも死刑になった。たぶん死刑が多かったのである。その刑場に山脇東洋が行き、解剖を指図して、解剖を「見た」。

だれにやらせたの。

江戸時代のことである。死刑になった人の死体をかたづけ、実際に解剖をすることは、医者は、初めはやらなかった。刑場の従業員が「やることになっていた」のである。

この解剖はたいへん有名になり、山脇東洋の解剖の後、日本中に解剖が広まる。だから、東洋の解剖は、日本における解剖の、そもそものはじまりなのである。

東洋はなぜ、解剖をしようと思ったのか。それについては、東洋の書いた『蔵志《ぞうし》』という本に、そのいきさつが、ある程度書いてある。この本は、解剖のあった五年後に出版された。なぜ、五年もかかったか。その理由はわからない。しかし、「解剖など、とんでもない」と、医者を含めて、多くの人が思っていた時代である。本を書くのに、東洋が慎重だったとしても、おかしくはない。

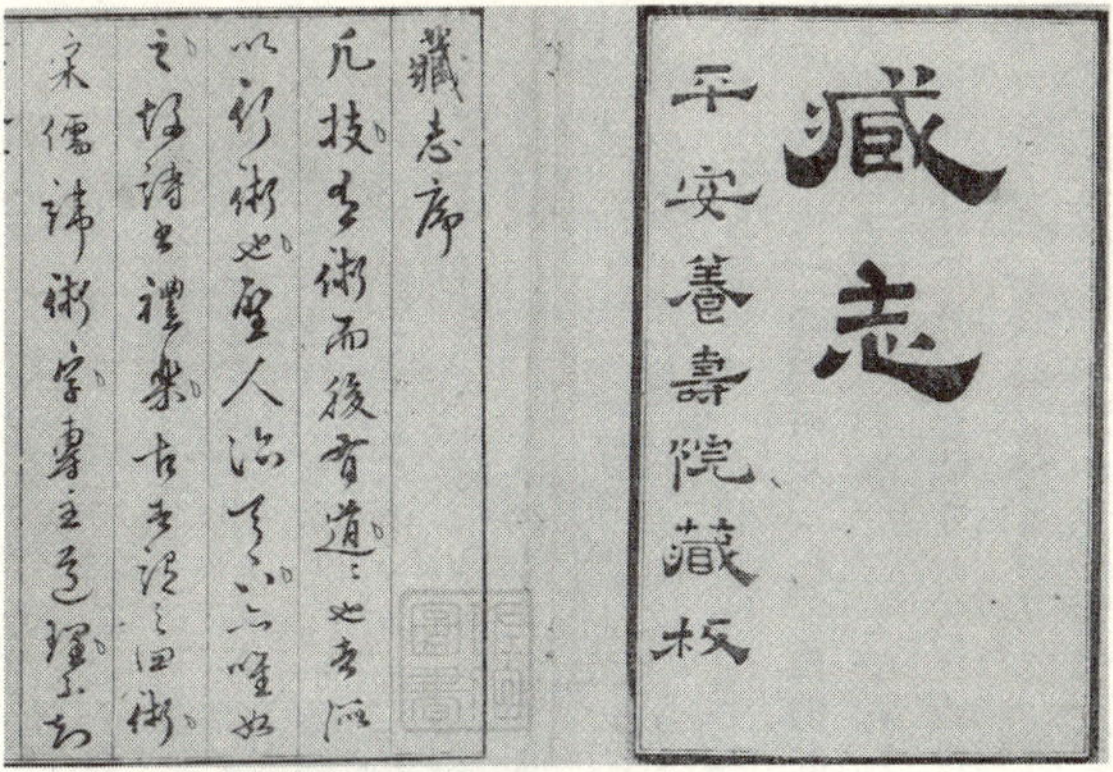

藏志
平安養壽院藏板

藏志序

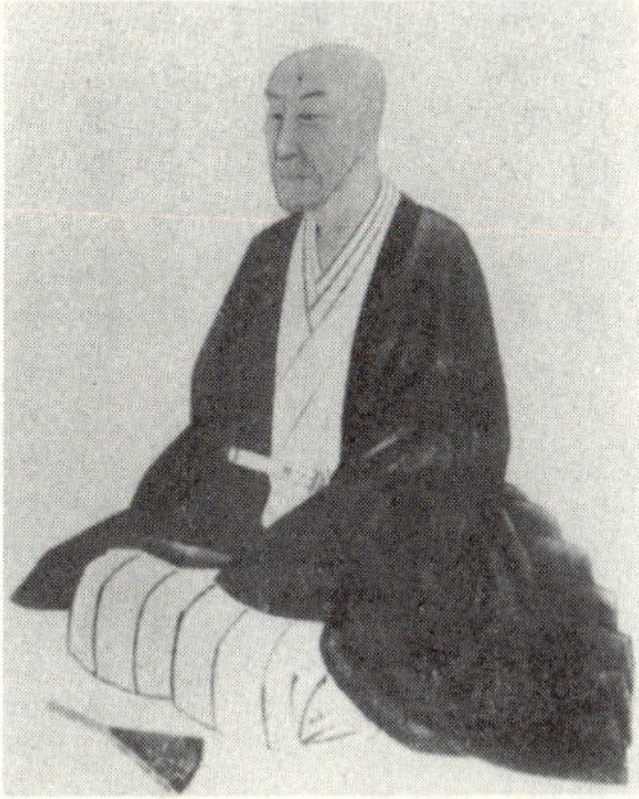

『蔵志』と山脇東洋。東洋は漢方医のなかでも、古方と呼ばれる流派に属する。古方は、自分の観察、経験を重んじた。図版：順天堂大学医史学研究室

山脇東洋は、長いあいだ医者をやっていたが、ヒトのからだについて、いろいろ疑問を持つようになった。当時はもちろん漢方の五臓六腑説が常識である。しかし東洋は、そうした説がほんとうに正しいのかどうか、それに疑いを持っていた。自分で解剖をして、五臓六腑を確かめたわけではないからである。

あるとき、東洋が尊敬している後藤艮山《ごとうこんざん》という医者が、近くに来ることがあった。東洋はその人に会いに行った。この時代には、タクシーも地下鉄も飛行機もない。電話もないから、人に会うのも、たいへんだったのである。

東洋は艮山に、ヒトのからだのなかがどうなっているのか、それを見てみたいと、長年思っている、と打ち明けた。すると艮山は、自分も長いあいだそう思っていた、と答える。しかし、と艮山はいう。そうかといって、解剖は昔から法律で禁じられている。そう簡単に、人間を解剖することはできない。ところが、古い中国の本を読むと、カワウソの内臓が、ヒトに似ていると書いてある。だから、自分はカワウソの解剖をいくつもやってみたことがある。あなたも、カワウソを解剖してみたらどうか。

東洋はその意見を聞き入れ、カワウソの解剖をやってみたらしい。人間なら、当時もいまも、いくらでもいるが、カワウソはいまではめずらしい動物である。四国の一部で、カワウソの糞が見つかったりすると、新聞に記事が出て、あちこち大さわぎになる。しかし、当時カワウソは、かなりいたらしい。しかしカワウソでは、やはり人間とはちがう。どうも満足できない。そこで東洋は、長いあいだ、人間の解剖の機会を待っていた。

たまたま、若狭（いまの福井県）小浜藩の藩主、酒井《さかい》忠用《ただもち》が、京都所司代となった。つまり、京都を治める、いちばんえらい人になったのである。東洋には、この小浜藩の医師をつとめる弟子がいた。その縁で、酒井の殿様に頼みこんで、解剖を許してもらったらしい。

頼んだほうもえらいが、許したほうもえらい。当時のことを考えてみると、私はそう思う。それまで禁じられてきたこと、それを実行し、それを許可することは、それが大切だという強い信念と、大きな勇気のいることである。いまでもそれは簡単にできることではない。現代の臓器移植を考えても、それがわかる。

『蔵志』には、東洋が解剖でなにを知りたかったのか、その理由が書いてある。五臓六腑の中には、大腸と小腸が含まれている。東洋は、この二つの区別は、ないのではないか、と思ったというのである。実際には、いまでも、大腸と小腸とはきちんと区別されている。だから、東洋のこの考えは、間違いだった。しかし解剖した後でも、東洋は、大腸と小腸の区別ははっきりしなかった、と書いている。

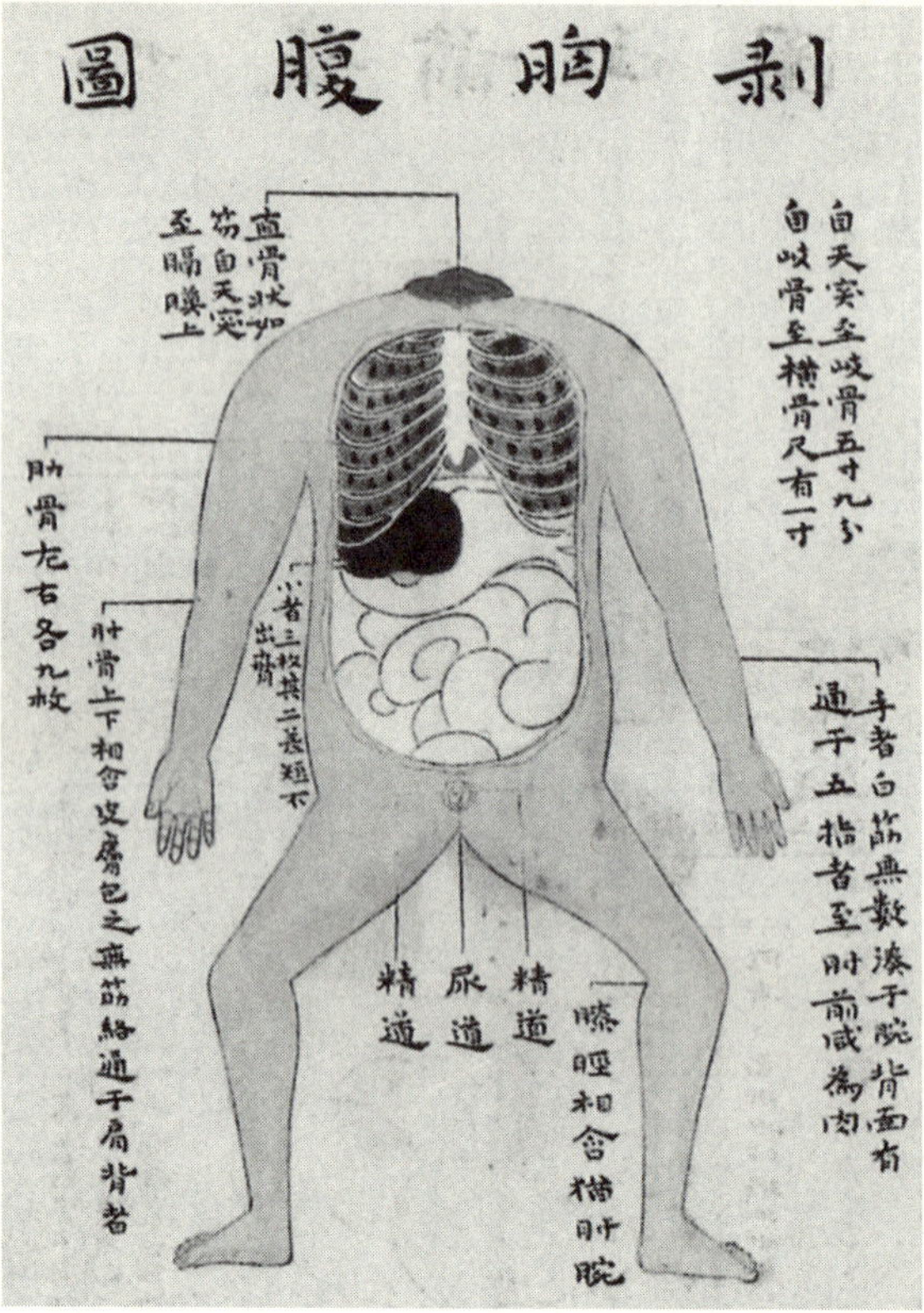

日本ではじめて官許の解剖を行なった（1754）、山脇東洋の『蔵志』の図。まだずいぶん簡単なものである。図版：順天堂大学医史学研究室

大腸と小腸の区別は、目で見ても、じつははっきりしている。それに東洋が気がつかなかった理由は、いまとなっては、よくわからない。しかし、初めて解剖を実際にやるのだから、さまざまなことがわからなくても、当然であろう。いくら医者でも、五十歳近くまで解剖を見たことがなく、初めて人間の内部を見るのだから、わけがわからなくてもしかたがないのである。

骨ヶ原の腑分け

東洋の解剖の後、解剖は日本全国に、次第に広がっていく。たとえば長州（いまの山口県）の萩や、長崎の平戸である。さらに十六年後には、同じ京都で、河口信任《かわぐちしんにん》という医師が、首のない死体二つと、首一つをもらいうけ、やはり解剖を行なっている。東洋の解剖の十七年後、全国に広がった解剖の波は、ついに江戸までやってくる。それが、杉田玄白《すぎたげんぱく》の参加した、有名な解剖である。後にも述べるように、江戸でも、刑場で解剖を見た医師たちは、すでにあった。ただ、玄白の参加した解剖が、後の時代への影響を考えれば、歴史的には、もっとも有名なのである。

ある日、杉田玄白のところに、江戸町奉行の家来だった知りあいから、知らせが届く。明日、骨ヶ原《こつがはら》で解剖がある、というのである。骨ヶ原は小塚原《こづかっぱら》とも書き、江戸の刑場の一つだった。いまの荒川区南千住五丁目あたりである。それを見に行かないか。

玄白も、京都で山脇東洋たちが解剖をしたことを、当然知っていた。さらに玄白はオランダ医学にも興味を持っていた。オランダ人が江戸に来ると、玄白はその宿を訪ねて、通訳や周囲の人たちとともに、さまざまな知識を得ようとしていたのである。玄白はさらに、オランダ語で書かれた、解剖の本を手に入れていた。それを自分で持っていたのである。自分もなんとか、解剖を見てみたい、と思う。そこで、喜んで解剖を見に行こうとするのである。

このいきさつは、杉田玄白の『蘭学事始《らんがくことはじめ》』という書物にくわしい。ぜひ、この本を読んでみるといい。ともかく、手紙が来たのは、明和八年三月三日、すなわち一七七一年四月十七日。解剖があったのは、その翌日。

年号はともかく、なんで月日が違うの。

昔の「こよみ」、つまり旧暦というのは、そういうものなのである。昔の本を読んで、月日をいまと同じと思ってはいけない。いまわれわれが使っている「こよみ」、これは昔の「こよみ」とは違う。これだから、昔のことを説明するのは、めんどうくさい。本をそのまま写しただけでは、日にちまでズレてしまう。「うるう年」というように、いまでは「うるう」があるのは、年だけだが、昔のこよみでは、月にも「うるう」がある。

さて骨ヶ原に行くと、解剖をしてくれるという約束の、虎松《とらまつ》という名の刑場の従業員が来ていない。病気になったというのである。その代わり、虎松の祖父という人が来てくれていた。九十歳だと自分で言う、たいへんなお年寄りである。しかし、解剖の経験は深い。若い頃から、何度か解剖をしたことがあるという。

江戸時代には、解剖のことを、「腑分け」ということが多かった。腑とは、もちろん五臓六「腑」の腑である。血管や神経、筋肉のことは、五臓六腑には含まれていない。つまり、漢方すなわち中国医学は、前に述べた臓性系を中心に考え、体性系のことを、ほとんど考えていないのである。だから、解剖することは、「内臓を見る」こととほとんど同じ意味だった。胸と腹をひらいて、その中にある内臓を見る。だから、「腑分け」なのであろう。

杉田玄白以前にも、刑場まで来て、刑場の従業員が行なう、腑分け、すなわち解剖の簡単なものを見た医者は、何人かあった。ただ、その人たちは、五臓六腑説しか知らなかった。だから、自分が見ているものがなにか、それすらよくわからなかったのである。虎松の祖父のような人が、これが心臓、あれが肝臓、それが胃、などと示してくれる。それを、ただアアそう、と聞いて、「私は解剖を見て、じかに確かめた」などと言っていただけのことだった。

この日、玄白は、『ターヘル・アナトミア』と呼ばれていた、オランダの解剖の本を持っていた。彼はオランダ語はまったく読めなかったが、この本には、図がたくさん入っている。解剖しながら、虎松の祖父がする説明を聞きつつ、本に描かれた図と、実際の死体を比べていくと、『ターヘル・アナトミア』の図が、驚くほど正確なものであることがわかってくる。玄白は、これにはほんとうに驚いたらしい。

念のためだが、『ターヘル・アナトミア』という題の本はない。「ターヘル」はオランダ語にも、ドイツ語にもある。英語の「テーブル」、すなわち表や図表のことである。

「アナトミア」はラテン語で、「解剖」ということである。だから、『ターヘル・アナトミア』は、「解剖図表」ということだが、じつはオランダ語とラテン語がくっついた、おかしな表現である。これは、玄白たちの使った通称、つまり「あだな」だったらしい。そもそもオランダ語もラテン語も読めないのだから、そんな本など、ありはしないよと、文句をいってもしかたがない。玄白の持っていたこの本は、ドイツ人クルムスの書いた解剖教科書のオランダ語訳なのである。

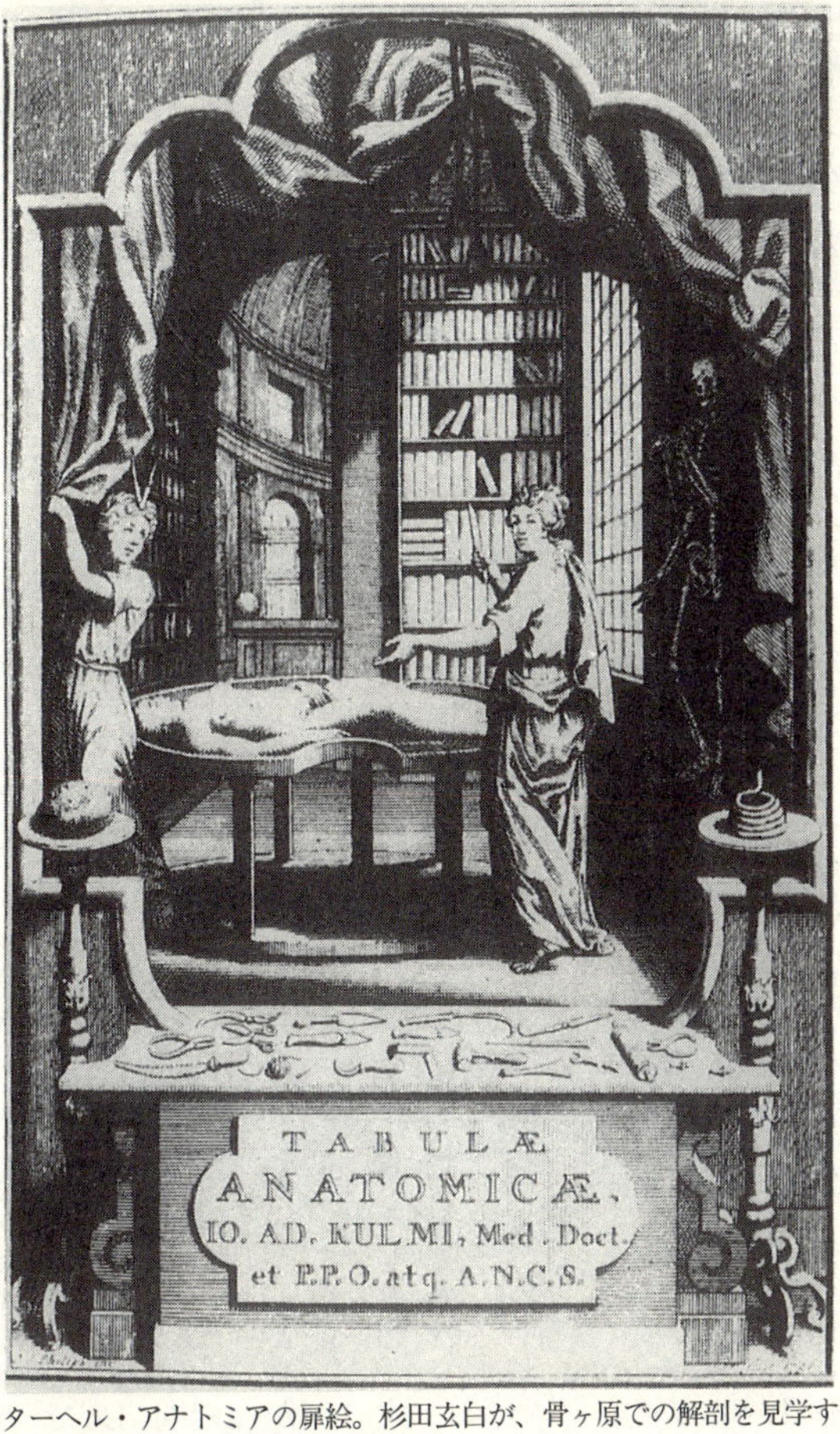

ターヘル・アナトミアの扉絵。杉田玄白が、骨ヶ原での解剖を見学するときに持っていた書物。この翻訳が、『解体新書』となる。

ともかくも、虎松の祖父の手による解剖がすんだ、その帰り道、玄白はすっかり興奮していた。いっしょに「腑分け」を見た友人の医者たちと、語り合う。いままで自分は、医者として、それなりに働いてきた。殿様のことさえ、診察したり、治療しなくてはならない。それなのに、人体のなかみについて、自分はなにも知らないも同然だったではないか。考えてみれば、オランダの学問は、たいしたものである。くわしく、しかも正確に、人体をとらえている。この本の図しか、わからないが、文章が読めたら、どんなに世の中の役に立つだろう。オランダ語はわからないし、変な字で書いてあるから、ずいぶん難しそうだが、いくら難しいといっても、どうせ人間のすることだ。一生懸命努力して、わかろうと思えば、わからないものでもあるまい。

『解体新書』の成立

善は急げということもある。玄白は、帰り道での相談の結果、解剖のあった次の日からただちに、友人たちとともに、『ターヘル・アナトミア』の翻訳をはじめる。杉田玄白という人は、実行力もあったが、ずいぶんせっかちな人がらでもあったらしい。想像はつくだろうが、なにしろアルファベットすら知らないのである。それが、オラ

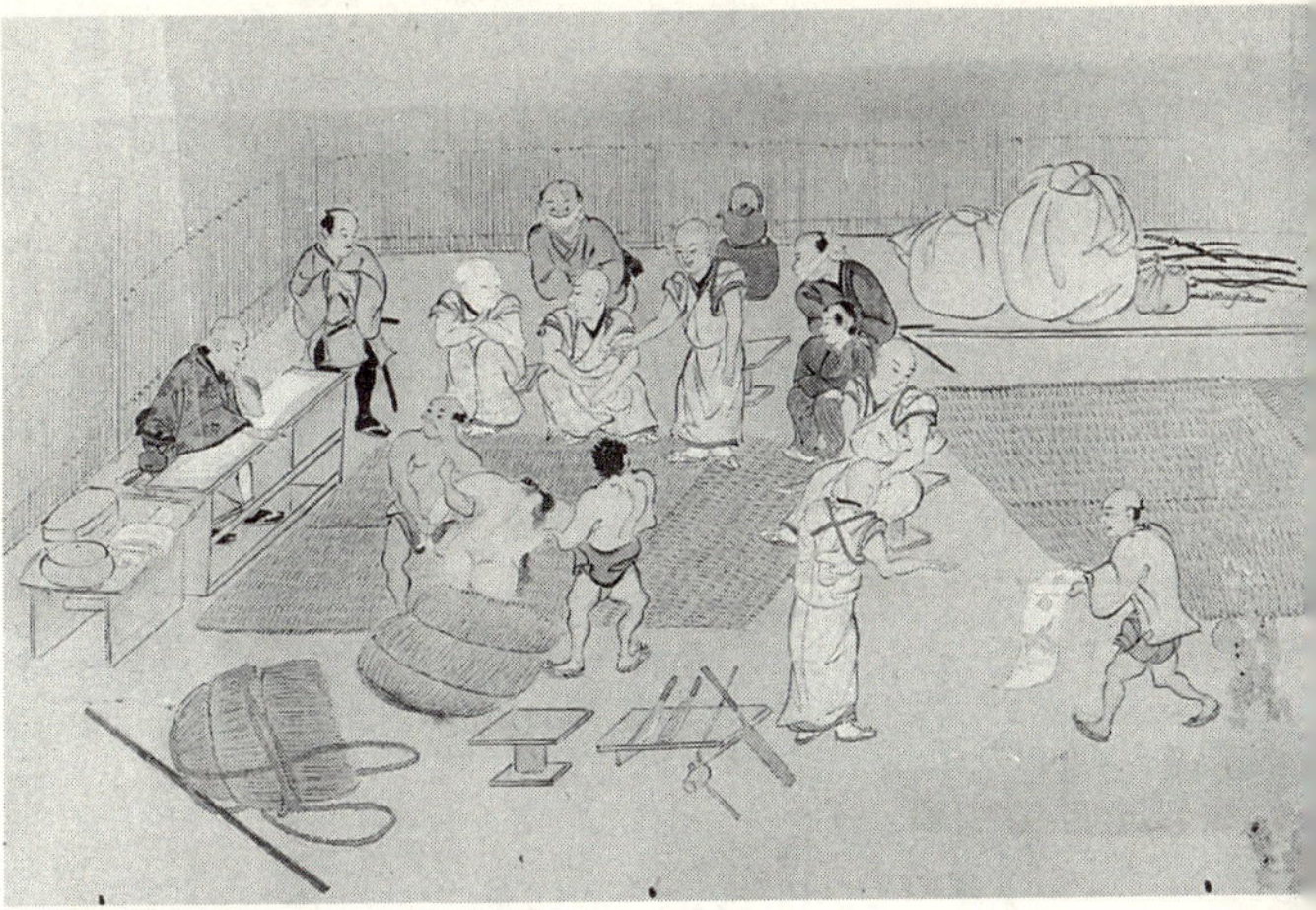

江戸時代の解剖の風景。刑死体を俵に入れて運んできている。刑死体なので、首がない。「女囚解剖図」。図版：東京大学医学部図書館

ンダの解剖の本を翻訳してしまおう、という。おかげで苦労は多かったが、その分、本当に一生懸命にやったのである。

翻訳といっても、いまとは違う。どこが違うか。そもそもことばそのものが、「日本語にない」ことが多い。いまでは、そういう経験をすることは、少ないであろう。ちゃんと辞書もある。玄白の時代には、辞書すらない。

もちろんいまでも、日本語にないことばを、新しく作らなくてはならない。そういうことがある。たとえば、テレビということばは、日本語にはなかった。だから、英語からとった、テレビジョンということばを縮めて、テレビにする。しかし、「テレビ」とは、なんのことやら。テレビを知らない人が、それだけ聞いても、意味が通じない。アメリカ人だって、日本語を聞いて、テレビとはなんですか、と尋ねることがある。それは、英語でいう、テレビジョンのことです。ああ、そうですか。そういうことになる。中国語では、テレビを「電視」と言う。これなら、日本語でも、使えないことはない。

玄白の頃は、そういういいかげんな、ことばの作り方はしない。名前がないものについては、きちんと日本語のことばを作る。作らなくては、しょうがないのである。たとえば「神経」。これは、いまではごく普通に使われ、なくてはならないことばである。しかし、このことばは、玄白が翻訳のときに作り出したことばである。玄白以前には、中国医学でも、それを取り入れた日本の医学でも、神経というものが、だれの頭の中にも、そもそも存在しなかった。「神経」とは「神気の経脈」を意味する。これでは、なんのことやら、なんにもわからない。そう思うかもしれないが、江戸時代には、学問のある人なら、「神気」といえば、すぐにわかったし、「経脈」も漢方では普通に使うことばだった。

あるいは、「軟骨」。これも、玄白が作った。それまでは、軟骨を表わすことばは、日本語にやはりなかったのである。フライド・チキンを食べるときに、軟骨を食べてしまった経験があるでしょう。そういうときに、なにを食べたの、と聞かれても、玄白以前の江戸の人は、「なにか、骨より軟らかい、肉より硬い、コリコリしたもの」というほかはなかったのである。

軟骨の反対は「硬骨」だが、これは、自分の考えをしっかりと持っていて、信念や意見を簡単には曲げない、そういう人を表わすことばである。じつは軟骨ということばそのものが、中国語にはある。玄白は、それを利用したのであろう。ただし、中国語の軟骨とは、この「硬骨」と反対の意味のことばであって、考えのしっかりしていない、頼りにならない人を指す。いまわれわれが使う軟骨という意味を、中国語のこ

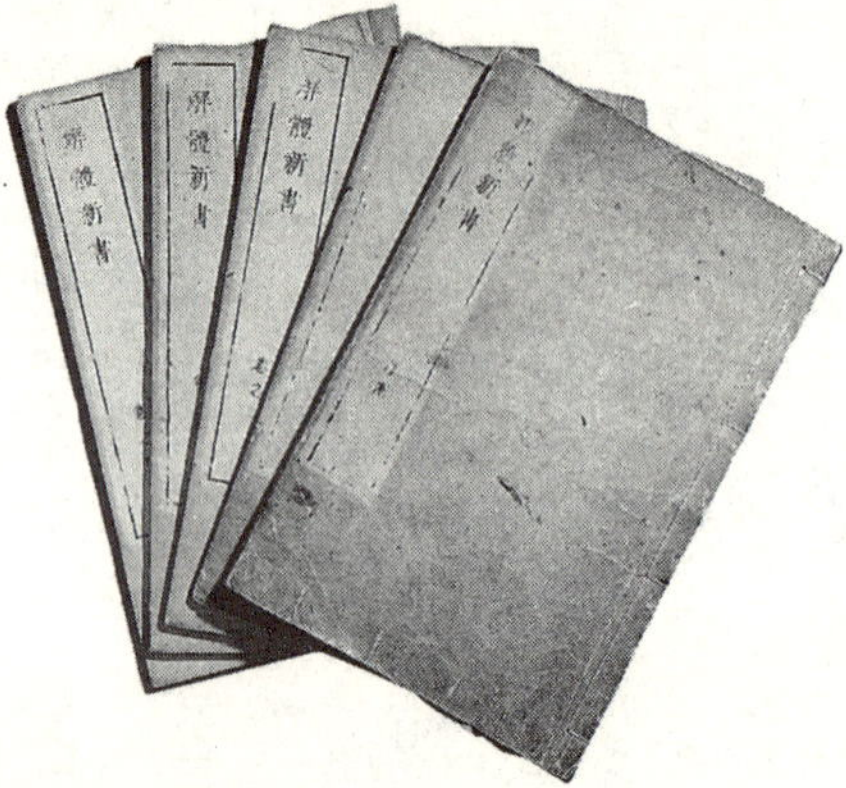

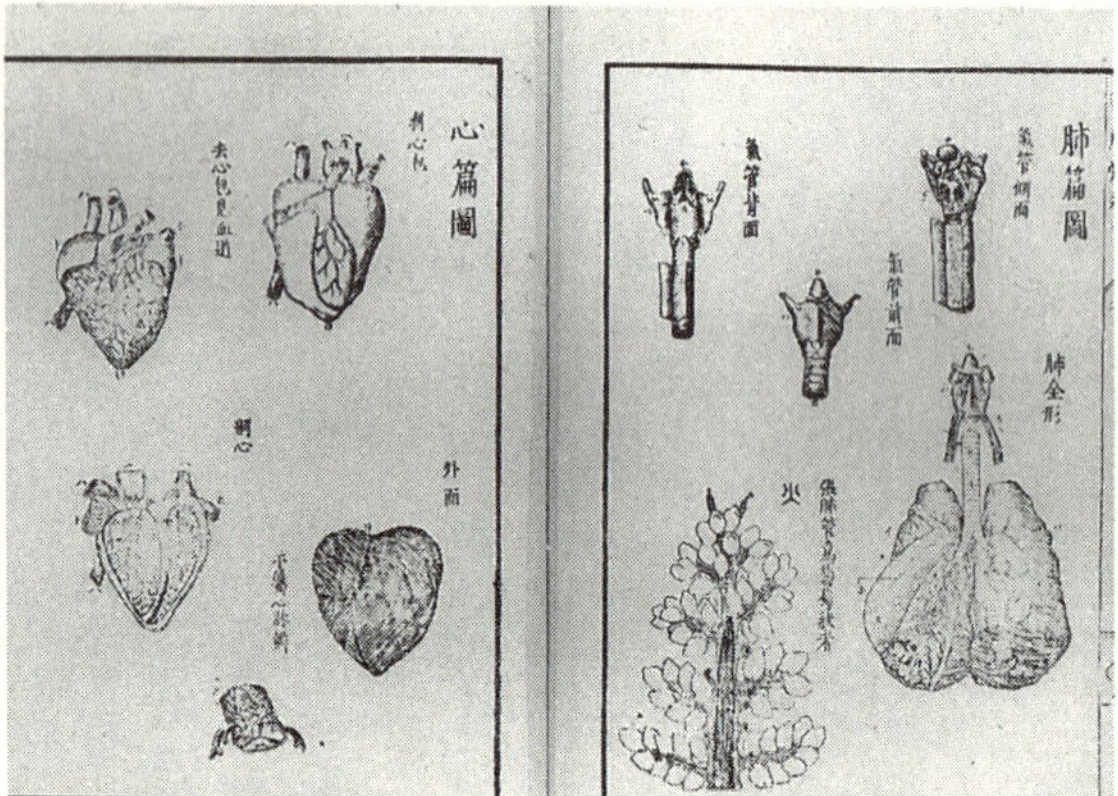

『解体新書』とその図。オランダの解剖の本を、杉田玄白たちが翻訳したものである。この本のおかげで、西洋の解剖の知識が日本にひろまる。図版：東京大学医学部図書館

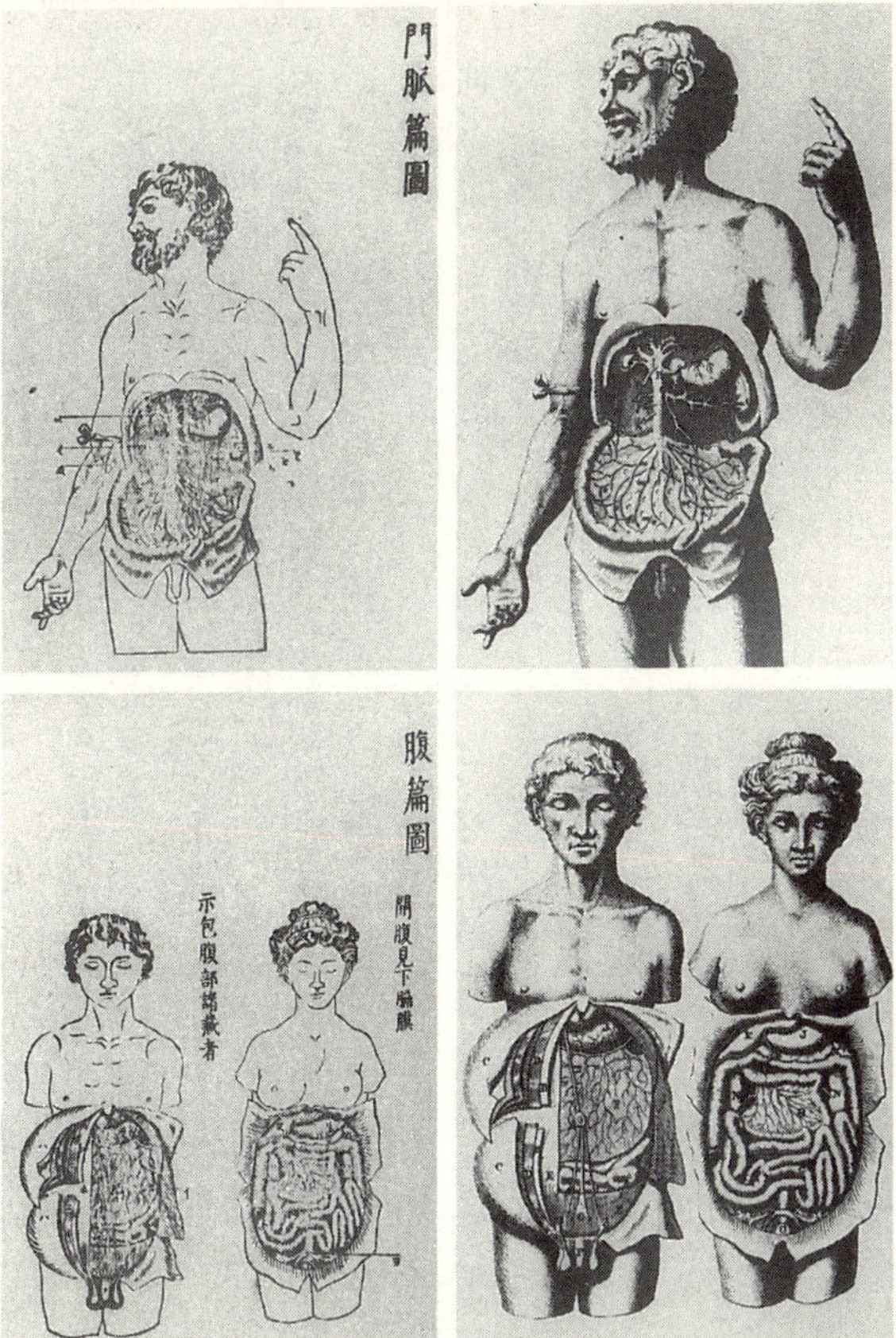

ターヘル・アナトミアと『解体新書』の図をくらべたもの。ほとんど同じように見えるであろう。しかし、重大な違いが１つある。『解体新書』の図は、すべて輪郭線で描いている。ターヘル・アナトミアの図には、輪郭を示す線はない。後者はむしろ、写真に近い絵なのである。

のことばは、もともとは持っていなかったのである。

さて、アルファベットを習うことからはじめて、文章の意味を考え、ないことばを作りだしながら、玄白たちは『ターヘル・アナトミア』の翻訳をすすめた。とりあえずそれができ上がって、出版されたのが、骨ヶ原での解剖の三年後。これが有名な『解体新書』である。時に玄白、四十一歳。

『解体新書』は、オランダ語からの翻訳書として、一般に広められた初めての書物である。よく知られているように、当時は外国人といえば、中国人とオランダ人だけが、日本への出入りを許されていた。外国人の自由な出入りは厳重に禁止され、外国の学問を学ぶことにも、多くの制約があった。だから、『解体新書』は、「医学の」「解剖の」初めての翻訳書というだけではなく、蘭学つまり西洋の学問が、初めて日本語できちんと紹介されたという点で、大きな意味を持っている。だから、そのいきさつを紹介した杉田玄白の書物が、『蘭学事始』という題になっているのである。蘭とは、和蘭を縮めたもので、和蘭はオランダと読む。

古いものの見方

これ以降、したがって、解剖学は「蘭学」になった。つまり、世間一般からは、西洋の学問と思われるようになったのである。杉田玄白も、そう思ったようである。なぜなら、「解剖事始」ではなく、『蘭学事始』になったからである。でも、忘れないでほしい。山脇東洋はいうまでもないが、杉田玄白だって、『解体新書』の翻訳をはじめるまでは、べつに蘭学者だったわけではない。ただの医者だったのである。だから、その頃の江戸の社会では、ただの医者にとって、解剖学の知識がどうしても必要だと思われるようになっていた。そういうことが、わかるではないか。それが、「時代」というものなのである。

もちろん、玄白自身は、そんなことは気づかなかった。『蘭学事始』は、玄白八十二歳のときの本で、つまり一八一五年のことである。明治元年まで、まだ五十三年もある。この本のなかで、玄白は、『解体新書』を翻訳した頃は、蘭学がこれほど盛んになるとは、自分はまったく思わなかった、と書いている。だから、蘭学が自然に発展していく時期が来ていたのだろうか、と述べるのである。

おそらく、それで正しい。歴史の中にいる人に、自分の姿が見えるとは限らない。玄白もまた、そうだったのであろう。玄白は、骨ヶ原で腑分けを見る。しかし、それまでそこで腑分けを見た医師たちとは違って、『ターヘル・アナトミア』の翻訳をしなければならないと強く思う。だから、一生懸命それをした。そのこと自体が、時代だったのである。つまり、玄白の時代には、すでに西洋の学問を取り入れることができるだけの用意が、江戸の社会にできていたのである。五十年前であれば、そんな西洋の学問など、とんでもない。そう言われてしまったかもしれない。それだけではない。そういうことを言う社会には、そもそも玄白のような人は、生まれなかったであろう。

だからまず、山脇東洋が出る。東洋は蘭学をほとんど知らなかった。西洋の解剖の本は持っていたらしい。しかし、それを翻訳しようとしなかった。そんなことは、考えもしなかったのであろう。しかし、解剖はしたい、するべきだ。そう思っていたのである。

東洋や玄白を生んだのは、江戸の社会である。では、この人たちの考えに影響を与えたのは、なんだったのだろうか。それは、それ以前の、江戸の学問である。たとえば、荻生徂徠《おぎゅうそらい》の考え。

なんだ、その「なんとか」いう人は。これでも人の名前か。そう。名前が難しい。でも、難しいのは、名前だけではない。徂徠の学問は、漢学である。つまり、漢文の勉強なのである。その中でも、古学という。なぜなら、とくに古いものを、重要だとするからである。そんな古い漢文を勉強して、なにか役に立つのか。そもそもそんなもの、読めやしないじゃないか。

それが、役に立った。山脇東洋だって、杉田玄白だって、徂徠の学問の影響を受けているのである。東洋に至っては、四十歳になって初めて、徂徠の学問を知った。そのときに、ああ、こんな考えかたがあったのか、と東洋は感激する。そして、おかげで自分が、大海に出たような気がした、と言う。それから十年後、東洋は四十九歳になって初めて、解剖を自分の目で見る。徂徠の影響は大きいのである。

古いものを大切にするというのは、古いものを、そのままにしておくという意味ではない。そういう古いものを見る見方、それをつきつめれば、そこからじつは、新しいことがわかってくる。学問は真理を追究する。昔も今も、変わらずに成り立つこと、それこそが真理である。だからこそ、古いこととの追究に意味がある。これはちょっと難しいか。でも、山脇東洋のように、四十歳になれば、パッとわかるかもしれない。

ともかく、東洋にしても玄白にしても、天才が突然現われたわけではない。学問には、それなりの伝統、すなわち歴史がある。後の人は、前の人たちの仕事のうえに、自分の仕事を築きあげていく。それを知ることが、歴史を学ぶ意味である。これは、若い人には、実感がないかもしれない。でも、いずれわかる。

東洋や玄白によって、その基礎が作られた日本の解剖学は、明治になって、西洋の学問が公式に取り入れられるようになると、医科大学の正式な授業の科目となる。そうして、現在に至るまで、続いているのである。

第5章　なにが人体をつくるのか

物質をつくる単位

人体をバラバラにする。どんどんバラしていくと、最後にどうなるだろうか。解剖では、人体を骨、筋肉、神経、血管、内臓などに分けてしまう。それを、さらに細かく分ける。そうすると、その単位は、細胞になる。細胞は、ほとんど目に見えないほど小さい。その細胞をさらに分ける。

そんな、細胞という、ほとんど目に見えないほど小さいもの、それをさらに細かく分けられるのか。もちろん、分けられる。すりつぶせばいい。スリコギでする。それでもいいが、もっと科学的な方法もある。道具は違うが、すりつぶすことに変わりはない。ともかく、徹底的にすりつぶす。そうすると、人体は、なににになるか。分子になる。分子はもちろん、もはや目には見えない。目に見えないのに、分子になったと、なぜわかる。

本当のことを言えば、いくらすりつぶしても、個々の分子にはなかなかならない。

いくつかの分子の「かたまり」になるだけである。それでも、考えのうえでは、分子になった、と見てもいい。たとえば、いつも飲んでいる水。人体の七〇パーセント以上は水である。それなら、水は人体の一部と見ていい。あれは水の分子の集まりである。それを、バラバラの分子にするには、どうするか。蒸発させればいい。蒸発すると、互いになんとなくくっつきあっていた水の分子は、完全にバラバラになり、一つずつ、勝手に飛んでいってしまう。それを集めて冷やせば、また集まって、水になる。では、目の前にある机、これをバラしていったら、最後にどうなるか。やっぱり、分子になる。

いま持っているナイフ。これなら、どうか。やっぱり、分子になる。

こうして、いまの科学では、モノつまり物質を、実際に分けていったときの、いちばん小さい単位は、分子だと考える。だから、人体も、根本的には、分子の集まりと考えるのである。

では、分子を作っているものは、なにか。たとえば水の分子、これは、化学ではH_2Oと書く。Hは水素原子で、Oは酸素原子である。水の分子は、したがって、水素原子二つと、酸素原子一つからできている。

はて、それでは、原子とはなにか。原子とは、「物質を作っている、具体的な基本の単位であるところの、分子を作っている、基本の単位」である。わかった？

　要するに分子は、原子からできている。それは、水分子の例で見たとおり。たとえば、ブドウ糖なら、$C_6H_{12}O_6$である。つまり、ブドウ糖の分子一つは、炭素原子6、水素原子12、酸素原子6からできている。だから、ブドウ糖を燃やすと、水分子が六個でき、炭酸ガス分子CO_2が六個できて、ブドウ糖分子は消えてなくなる。ただし、酸素分子O_2六個を加える必要がある。燃やすには、酸素がいることは知っているはずである。計算してごらんなさい。ちゃんと、原子の数の勘定が合うから。

　原子は、種類数が決まっていて、百ほどしかない。百はいい。でも、なんで「ほど」なのか。そこは「ちょっと」難しい。水素のように軽い原子もあるし、それに比べたら、たいへん重い原子もある。その重いほうに、少し問題がある。地球上のふつうの状況では、存在しない。そういう原子も、あるからである。それはいいとしよう。その百種類もある原子を、いろいろ組み合わせると、分子ができる。同じ原子をつなぐこともできるから、分子の種類には、じつはほとんど限りがない。

　物質は、根本的には、原子からできている。では、光はどうか。電気はどうか。光や電気は、モノつまり物質ではない。だから、話が違うよ。違ってもかまわない。あれは、いったい、なんなんだ。モノとは無関係のものか。もちろん、そうではない。

モノを燃やせば、光が出るし、熱が出る。最後に、モノのほうは、灰になる。それなら、なにか関係があるだろう。

光は、光量子からできている。電気は、電子。光量子も電子も、素粒子の一種である。素粒子とは、なにか。

素粒子とは、物質のほんとうの基本単位である。じつは原子も、電子や陽子や中性子といった、素粒子からできている。

人体は分子からできている。そう言ったな。そう。その分子は、原子からできている。そう言ったな。そう。その原子は、素粒子からできているのだな。そうそう。では、その素粒子は、なにからできているのか。

だから、素粒子は、あらゆるものの基本単位で、それでおしまい。

本当におしまいか。

だと、思う。

確かに、もう先はないな。

だから、それが、素粒子の種類が、いまでは増えすぎてしまって、それをなんとか整理しようと思うと、ひょっとすると、また別の単位を……。

もう、いい。わかった。

こういうふうに、科学では物質の単位を分けていく。原子くらいまでは、なんとかなるが、その先になると、またモメ出す。なにしろ話があまりにも小さくなるからである。どのくらい小さいか。話にならないくらい、小さい。水の分子の大きさが、一ミリの千万分の二くらいである。素粒子の大きさなど、もう言いたくない。自分で調べてくれ。

世界をつくる単位

どうして、話がどんどん小さくなるのか。それは、ものを作っているのは、「そのものより小さい、より下の単位」だと考えるからである。その単位が集まって、ものを作る。昔の中国では、陰陽五行説といって、世界は五つの元素でできていると考えた。木、火、土、金、水。だから、五行。これなら簡単でよろしい。しかし、ここまで簡単だと、話が発展しない。中国ふうの単位は、それが作っているものより、必ずしも「小さく」ないことに注意してほしい。単位と、それによってできたものとが、同じ水準にある。木にせよ、火にせよ、水にせよ、それ自身が目に見えるではないか。それなら、西洋の単位とは違って、話がどんどん細かくなることはない。

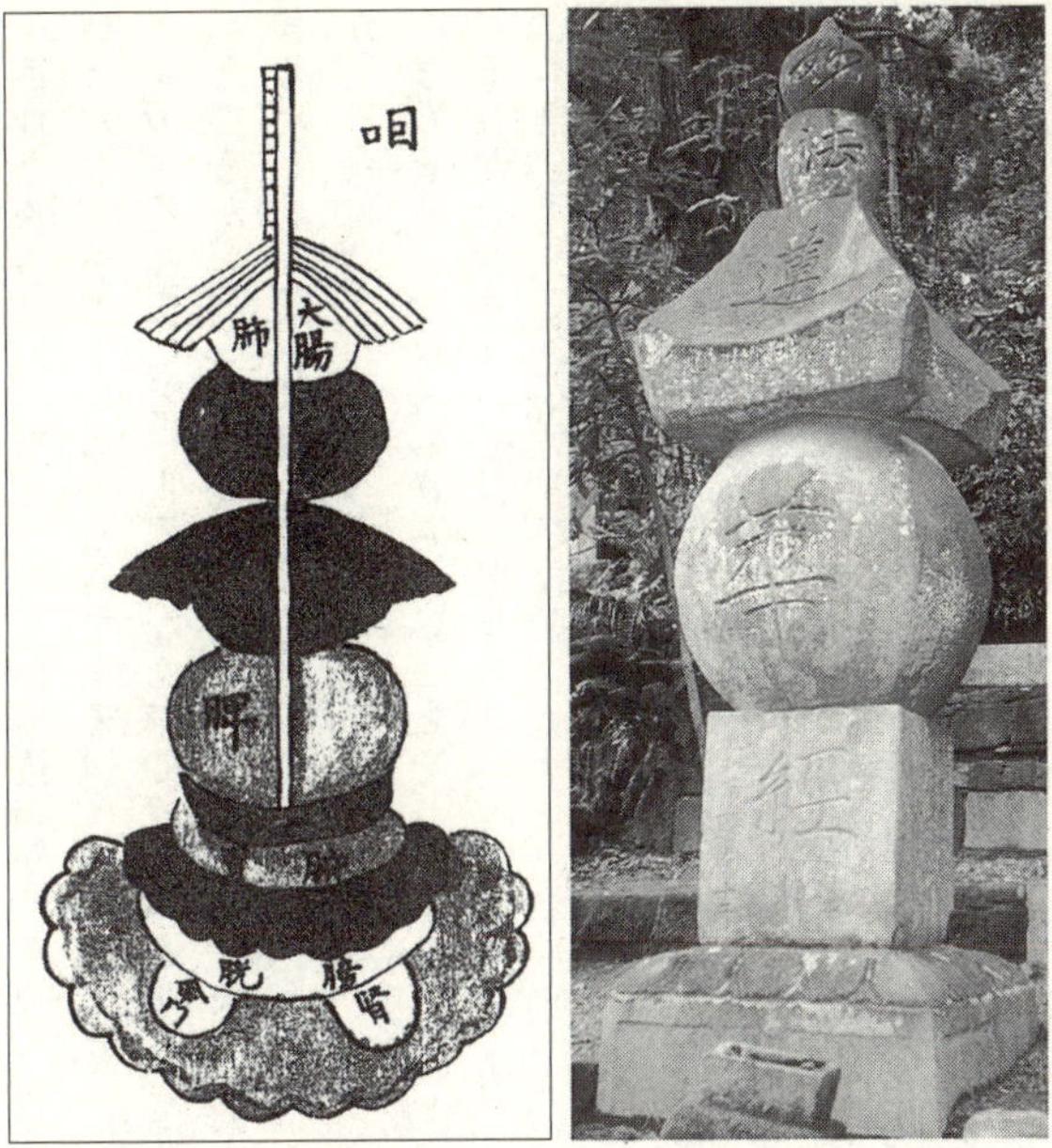

左は漢方医学の古い書物にある、内臓の図。五輪塔（鎌倉時代に作られた墓。右の写真）によく似ている。いずれも、中国ふうの単位の考えかたが表われている。昔の人は、人体をいろいろな観念で理解しようとしたのである。

西洋と東洋とで、なぜ、そういう違いができたのか。一つの理由は、西洋のことばはアルファベットで書くからである。

エッ。そんなこと、世界がなんでできているかという話と、関係ないじゃないか。ところが、そうでもない。西洋の考えでは、決まった数の単位が集まって、それがきちんと並んで、世界ができているのである。そう考えて、いいのである。どうしてか。それは、アルファベットを使うからである。

またまた、わけのわからないことを、言いだす。

それがわからないのは、アルファベットを使って育っていないからである。つまり、日本語を使っているからである。

アルファベットを使うと、なにが起こるのか。

いいですか。世界は、ことばで表わされる。それが証拠に、ヨハネによる福音書（新約聖書の一つ）のいちばんはじめには、「はじめにことばがあった」と書いてある。その「ことば」は、アルファベットで書かれているのである。

君は、世界がことばで書けると、思っていたか。もちろん、思っていない。なぜなら、ことばにならないことも、この世界にはたくさんあるからである。でも、考えてみれば、黙っていることと、「ことばにならないこと」とは、違う。黙っているのは、ことばにならないからではない。言いたくないからである。もし、黙っているのではなくて、ほんとうに「ことばにならない」ことがあるとしたら、それを他人に伝えられるか。たぶん、ムリであろう。でも、ことばにならないことはある。あるのはいい。でも、それは他人に伝わらない。それなら、自分だけのものである。自分だけのものなら、この世界には、あってもなくても、いい。ほかの人には、無関係だからである。

これは、ちょっと難しいか。

さて、世界はことばで表わされる。それは、賛成できるであろう。前にも言った。だから、解剖が発生する、と。人体をことばにしようとするからである。人体をことばにすれば、いちいち人体を運んでこなくても、人体の説明ができる。すなわち、人体を表わすことができる。世界をことばで表わすのも、それと同じことである。目のまえに世界を運んでこなくても、必要なことを、ことばで説明すればいい。「昨日、お父さんが、新しい車を買った」。そう言えば、「車を買った」という事実を伝えるために、その車を、わざわざ運んでくる必要はない。

その、「ことばで表わされる」世界は、いくつの単位でできているか。英語なら、二十六単位。二十六は、英語のアルファベットの数である。

それが世界と、どう関係するのの。

世界はことばで表わされる。そのことばは、二十六の「決まった単位だけ」で、表わされる。それなら、世界そのものもまた、決まった種類数の単位からできていて、いいじゃないか。ここが、アルファベットを使わない人たちが、わかりにくいところなのである。ことばくらい、人間にとって、あたりまえのものはない。それが「二十六単位だけ」でできているのに慣れた人たちと、漢字のように、全部数えたら五万もあるものを使っている人たちでは、考えかたも違ってしまう。特に、ここのところで、違ってしまうのである。

もう一つ、大切な点がある。

例で説明しよう。英語では、犬ということばは、dogである。つまり、犬とは、三単位でできている。ｄとｏとｇとである。このそれぞれの単位のなか、つまりｄ、ｏ、ｇのなかに、犬の一部が、なにか含まれているか。もちろん、含まれていない。でも、ｄｏｇと続けて並べると、だしぬけに、「犬」という意味になる。

ネッ。変でしょうが。アルファベットというのは、そういうふうに、変なものなのである。アルファベットという「下の単位」、そのなかに含まれていない、「犬」という意味が、その単位をきちんと並べただけで、急に出てきてしまう。だから、アルファベットの世界では、ものの単位は、それが作っている相手の性質を、まったく持た

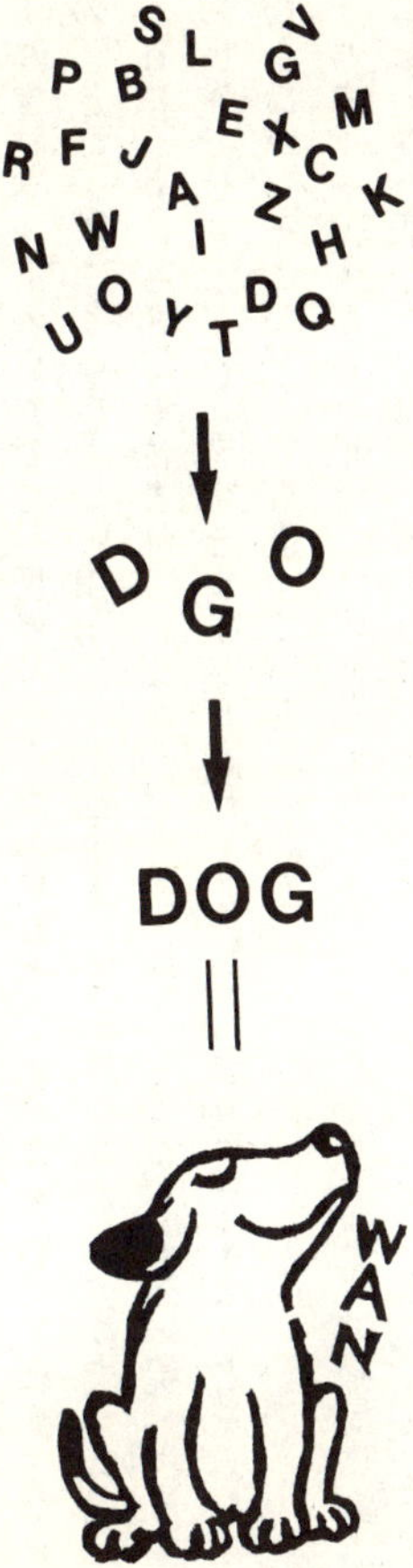

26文字のアルファベットから、

ある文字を選びだし、

正しい順序に並べると、

だしぬけに、犬になる。

ないでもいいのである。

アルファベットの世界では、世界は二十六の単位で、すべて書けてしまう。ただし、そのときに、dogという正しい順序で、単位を並べる必要がある。そうやって並べると、dにもoにもgにも含まれていなかった、犬というものが、突然に現われる。漢字の世界では、犬という文字をまず与えられ、これがつまり犬ですよ、と覚えなくてはならない。そこが、とても違っているのである。

アルファベットという単位は、dogという「単語」よりも、一つ下の階層にある。階層というと難しそうだが、要するに、階段の上下にすぎない。考えてごらんなさい。原子は、分子の一つ下の階層にある。だから、水という分子は、H_2Oと書く。つまり、原子は分子のアルファベットにあたるのである。だから、素粒子はこんどは、原子のアルファベットである。

中国は五行説だといった。木、火、土、金、水。これが世界を作っている。これはどれも「下の階層」ではない。アルファベットを使わない世界では、世界がもう一つ下の階層の「要素」、つまりアルファベットからできている、という見方はしないのである。そういう見方が、なかなか「あたりまえ」にならないのである。

別の言いかたをしてみよう。人体は、何種類かの細胞でできている。その細胞を、正しい順序で並べれば、人体ができる。つまり、細胞とは、人体のアルファベットである。もちろん、並べかたを間違えてはダメ。odgでは、犬にならない。

同じように、細胞は分子からできている。その分子を正しく並べたら、細胞ができる。その分子は原子から、原子は素粒子からできている。こうして、各段階は、それぞれ「より一つ下の段階」の単位を、きちんと、正しく、並べたものからできている。

それは、アルファベットから、単語ができていること、単語を正しくつなげると、文章ができ、その文章が世界を表わすことができるのと、同じことなのである。

わかった？　わからない。まあ、しかたがない。そのうち、わかるかもしれない。

人体をつくる単位

さて、物質をつくる単位、世界をつくる単位の説明をした。

では、ヒトのからだをつくる単位はなにか。

分子じゃないの。

分子は物質をつくる単位です。人間のように「生きているもの」でも、石のように「生きていないもの」でも、分子でできていることに変わりがない。だから、分子を人間の単位とするのは、ちょっと小さくしすぎである。いままでは、分子生物学というのがあって、なんでも分子までもどして考える。でも、そのやりかたでは、人間と石の区別がはっきりしない。もう少し、生きものらしい単位はないか。

それなら、もちろん、細胞。

正解です。なぜ、細胞は生物の単位なのか。生物というものの特徴を考えていくと、じつは細胞が、その特徴をすべて備えているとわかるからである。すなわち、そのものの特徴をすべて備えている、いちばん小さな「もの」、それが、ここでいう「単位」である。細胞という単位は、生物の持つ特徴を、ほとんどすべて備えているのである。

第一に、生物は自分で増え、自分と同じものをつくる。細胞も、子どもを生むわけではないが、分裂して増え、自分と同じ細胞をつくる。

第二に、生物は環境からものを取り入れ、それをエネルギーやからだの成分に変え、いらないものは外に出す。もちろん細胞も、同じことをする。

第三に、細胞は運動をする。呼吸、消化、排泄など、生きものがすることは、細胞そのものがたいていするのである。だから、「単細胞生物」というのがある。細胞一個で、小さいながら、生物である。

ゆえに、生物の基本の単位は、細胞と言っていい。

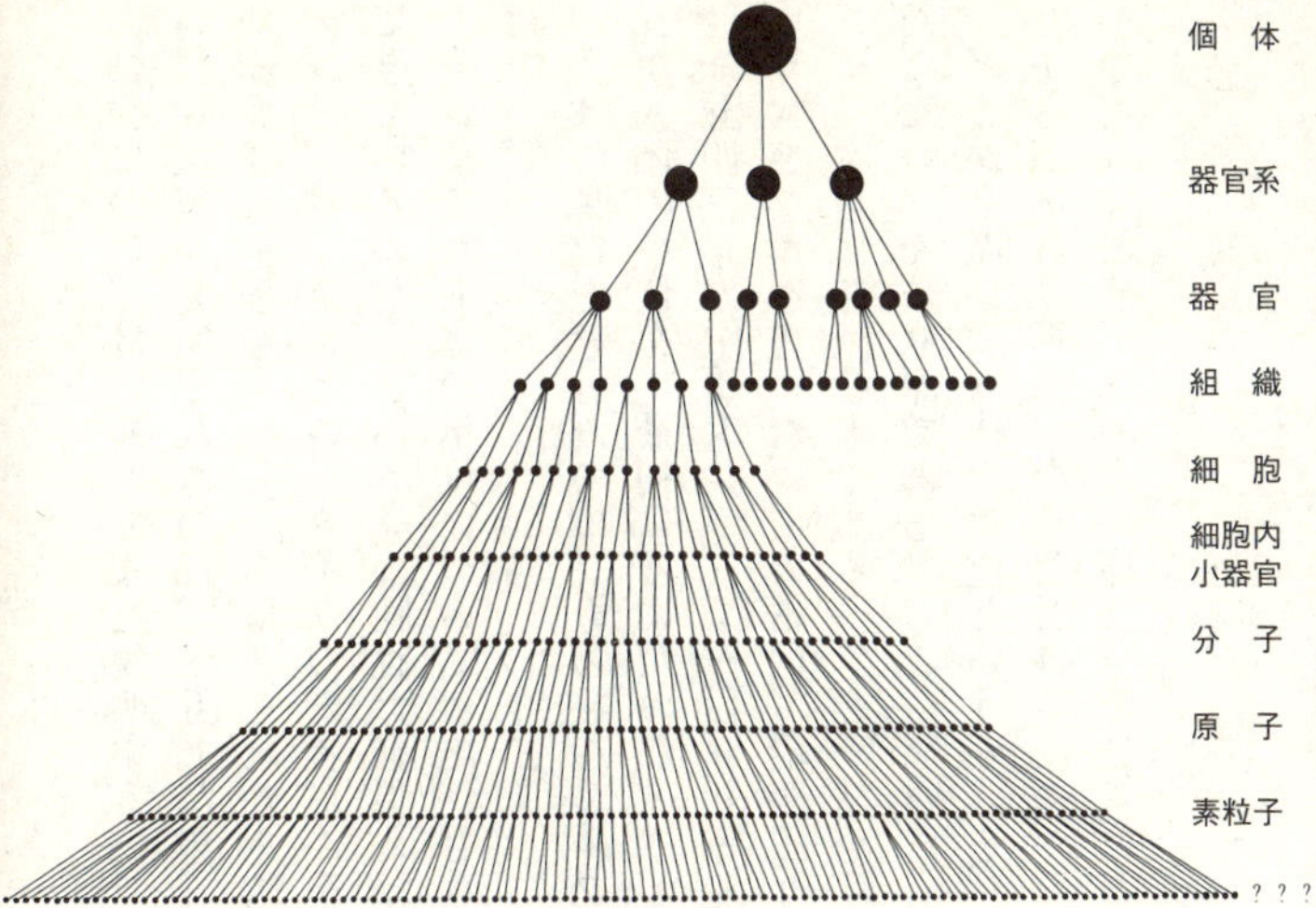

世界はこうした「階層」、つまり階段構造からできているという考えを示す図。ケストラーのホロン。図版：『形を読む』(培風館) より。

細胞については、あとでまた説明する。でも細胞は小さくて、ほとんど目に見えない。顕微鏡が発明されたのは、一五九〇年。オランダのレーウェンフックが、顕微鏡で赤血球や精子を観察したのは、それから数十年後のことである。さらに、シュライデンと、シュワンというドイツの学者が、それぞれ植物と動物が、要するに細胞からできているのだ、という「細胞説」を唱えたのが、三百年後の十九世紀。

それまで、人体の単位について、だれも考えなかったのか。もちろん、そんなことはない。

人体の単位を考えたのは、もちろんアルファベットを使う西洋人である。では、だれが人体の単位を、最初に考えたのか。

一五四三年、アンドレアス・ヴェサリウスという人が、『人体の構造について』という大きな本を書いた。この本は、縦四三センチ、横二八・五センチ、厚さ七・五センチ。本当に立派な本である。でも、見かけだけが、立派なのではない。なかみもまた、たいへんに立派である。

どこが立派か。人体の単位という考えを、はじめてヴェサリウスが、この本で示したからである。単位がなんだと書いたのか。そんなことは、書いてありません。書いてないけれども、この本の挿し絵を見ていると、それがわかる。

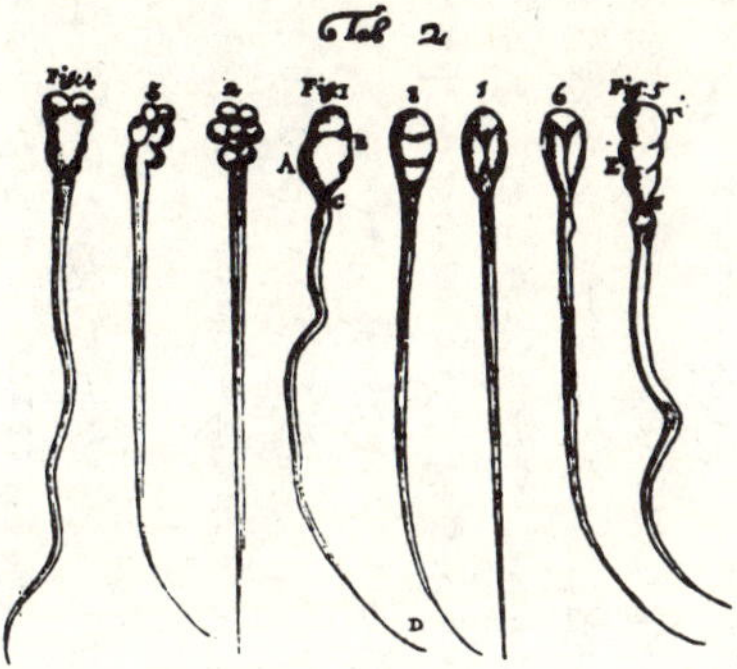

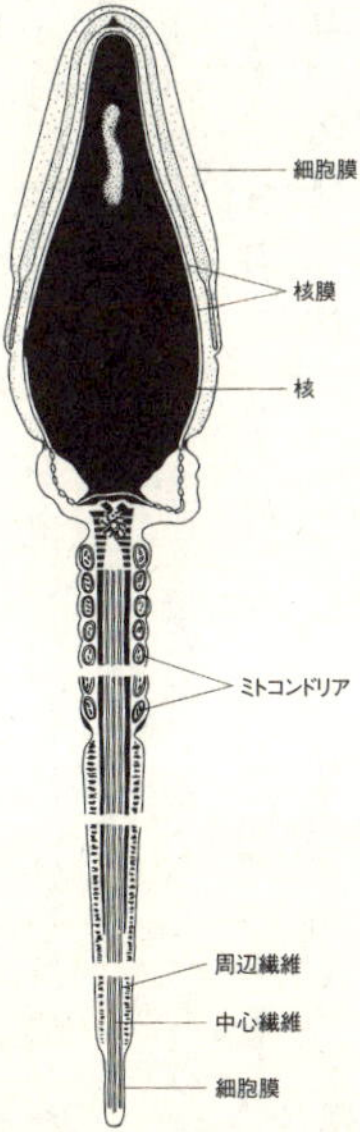

上は、レーウェンフックが顕微鏡ではじめて観察して描いた、精子の図。左は現在の解剖学の教科書からとった(『解剖学』金原書店)。いまではずいぶん細かいところまで、見えるようになったのである。

なぜ、そんなことが、わかるのか。なぜなら、骨を一つ一つ描いたからである。それまで、ヨーロッパの骨の絵といえば、全部をつなげて描いた、骨格の絵だけだった。それなのに、ヴェサリウスは、それぞれの骨を、きちんと図にしたのである。

それぞれの骨は、もちろん、一つの単位である。つまり、アルファベットである。そうした骨が、人体には、約二百ある。それを、きちんと正しい順序で並べると、「骨格」になる。だから、ヴェサリウスは、骨格ということばを、初めてつくった人でもある。

そんなことを言うけど、さっき、ヴェサリウス以前には、「骨格」の絵だけだった。そう言ったじゃないか。

言いました。でもそういう絵には、「骨格」という題はついていない。「人間の骨々」という題がついているのである。日本語では、単数複数の区別がはっきりしないから、話がややこしい。ともかく、ヴェサリウス以前には、骨格ではなく、「骨々」なのである。骨格と、骨々は違う。骨格とは、二百あるそれぞれの骨を、正しい順序にきちんと並べて得られる、そういう「特別な」、いわば「生きた」ものなのである。d、o、gと並べると、だしぬけに犬になる。それと同じことである。一つ一つの骨を、ただ「集めた」のが骨々である。その骨々では出てこない「なにか」が、骨格には現われる。それを、ヴェサリウスは「人体の構造」と考えたのである。それで、『人体の構造について』なのである。

骨だけでは、死んでるよ。

もちろん、ヴェサリウスは、骨だけで人間が生きていると思ったわけではない。骨や筋肉や内臓や、その他もろもろの単位、それをきちんと並べたら、生きた人体が得られる。そう考えたに違いないのである。面白いことに、だからヴェサリウスの描いた「骨格」は、「生きている」のである。それは、余分な説明をするよりも、彼の本にある絵を見れば、よくわかるであろう。それぞれの骨格が、じつに生き生きと、描かれている。

これが人体の単位を考えた、そもそものはじまりである。このとき、まだ顕微鏡はできていない。だから、生物が目に見えない細胞からできているなんていう、おかしな思想もまだない。

ヴェサリウスの描いた、骨や筋肉や内臓、これらはいくつもあるが、そのそれぞれを器官と呼んでいる。つまり、ヴェサリウスの時代から、器官という一つのまとまりを単位として、その単位を正しく並べることによって、人体ができているという考えが、はじまったのである。それぞれの器官は、人体よりは小さいが、ともかく目に見える。だから、人体の単位のはじまりは、器官の発見なのである。

人体をアルファベットで描いたこと、つまり人体は、「器官」という、それより「小さな」「より下の」単位を、正しく並べたものだということ、人体はそういうふうにできているのだということ、それをはっきりと示したのが、ヴェサリウスである。それから約三百年後には、人体は細胞でできているという「細胞説」が起こり、さらにには、その細胞が分子でできているという、いまの分子生物学になる。これは、ヴェサリウスの「単位」を、さらに小さくしていっただけである。だから、ヴェサリウスは、近代解剖学のはじまりなのである。

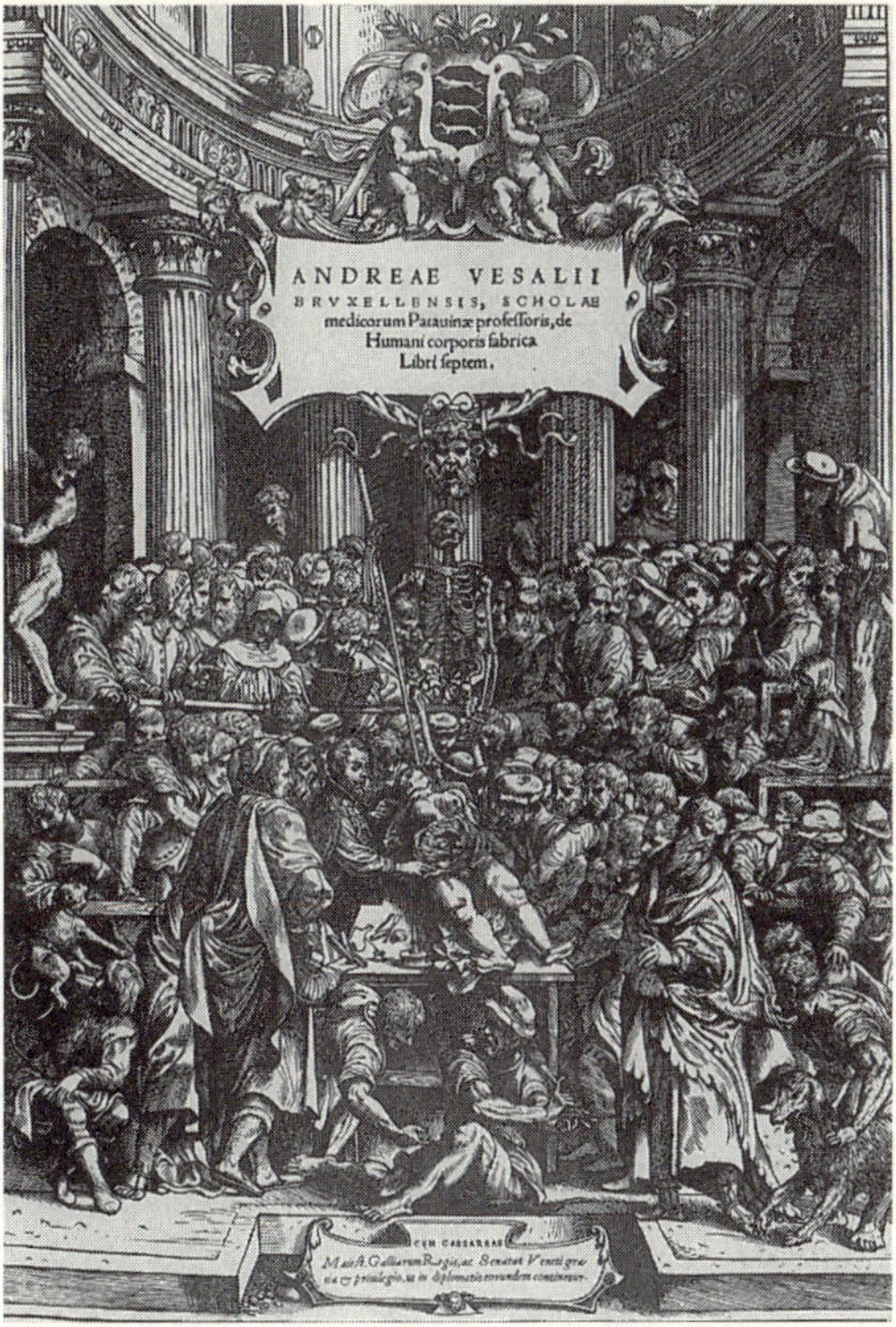

アンドレアス・ヴェサリウスの『人体の構造について』。扉の絵には、解剖中の死体を前に、説明をするヴェサリウスが描かれている。3つの全身の骨格の図は、有名なものである。ほおづえをついている、127ページの骸骨は、「ハムレット」というあだ名がある。どの骨格も、生きているように描かれている。200の骨を集めて、正しい順序に並べると、このように「骨格」が生じる。そこで骨格は「生きる」のである。

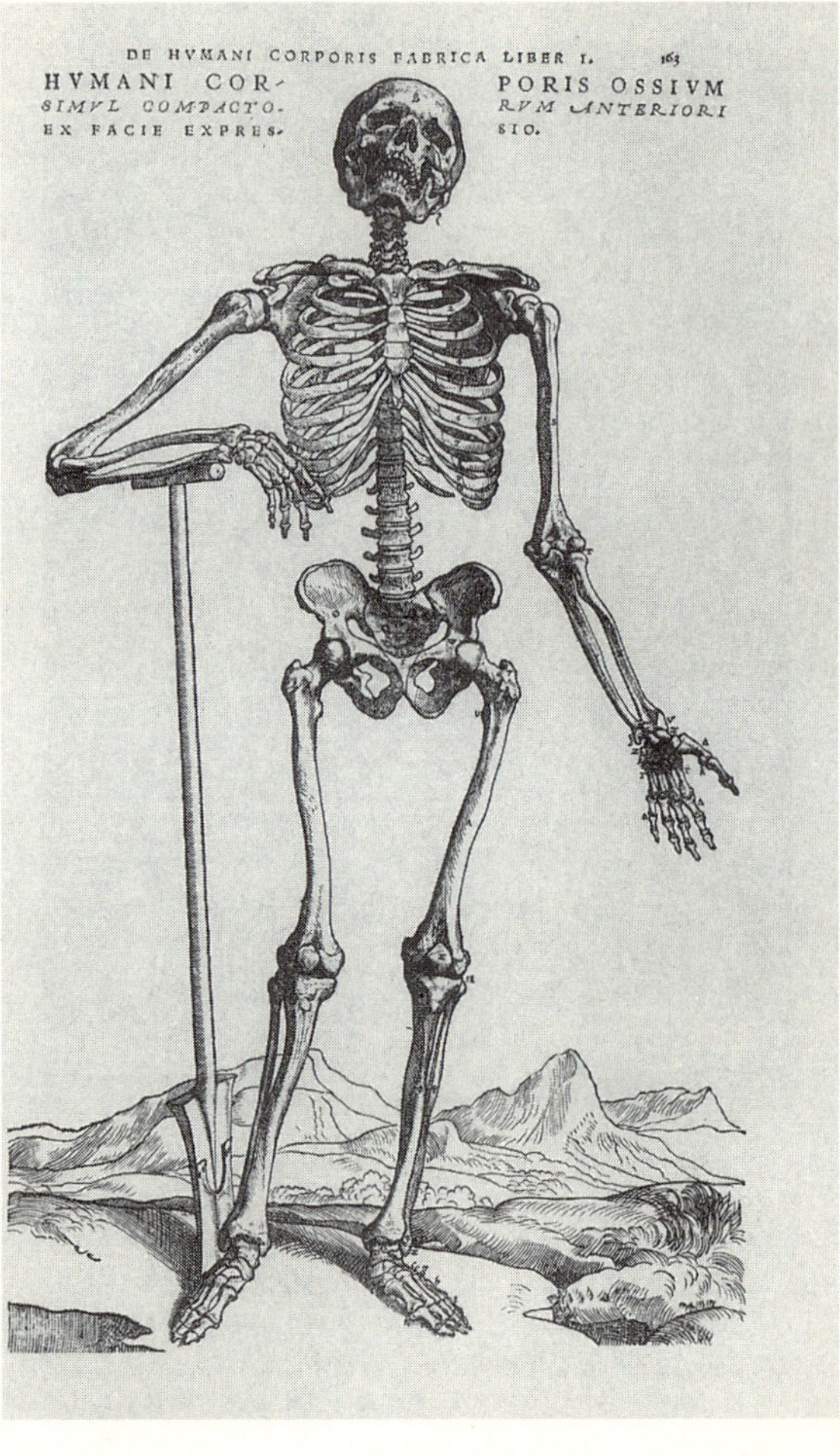
DE HVMANI CORPORIS FABRICA LIBER I. 163
HVMANI COR-
SIMVL COMPACTO-
EX FACIE EXPRES-
PORIS OSSIVM
RVM ANTERIORI
SIO.

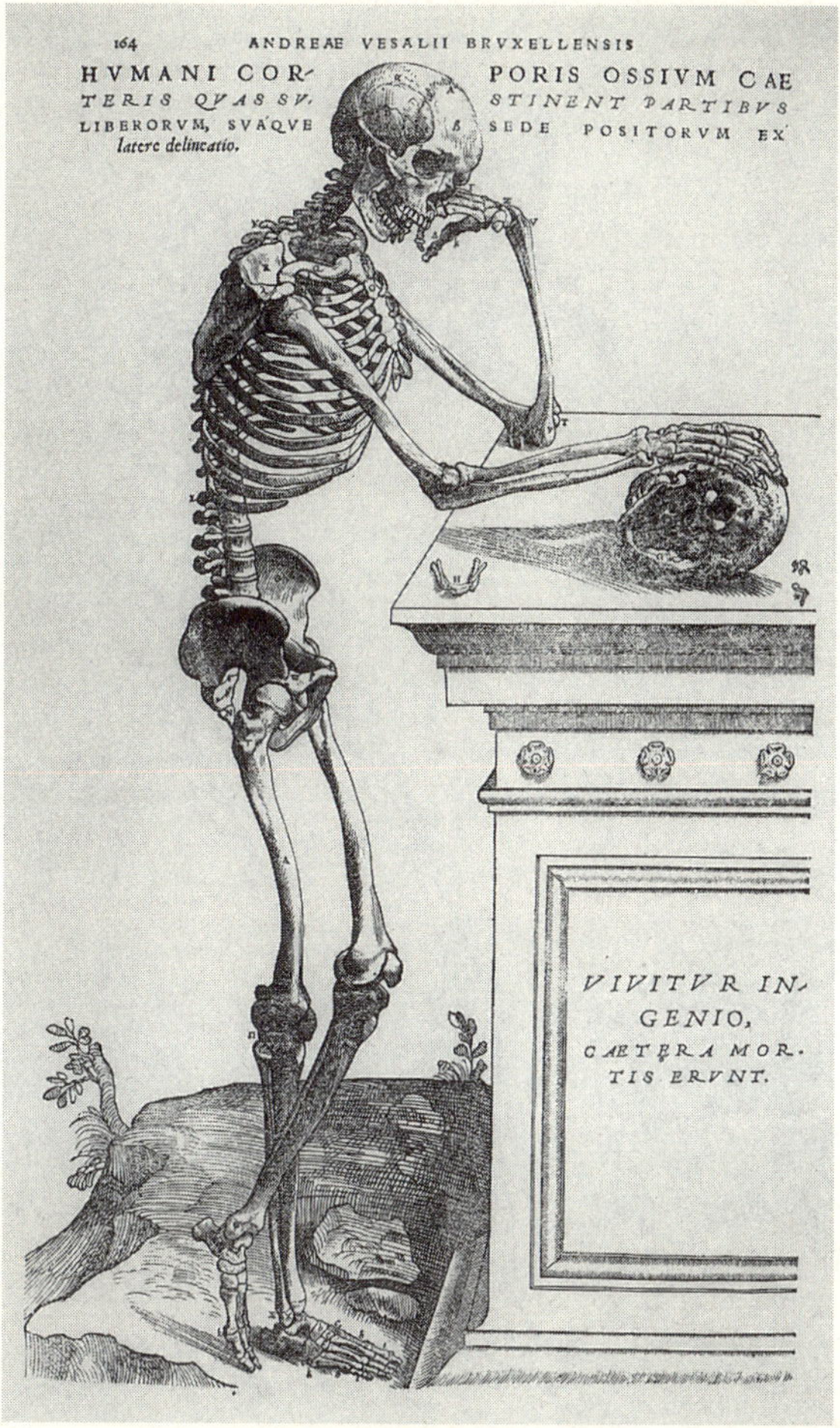
164 ANDREAE VESALII BRVXELLENSIS
HVMANI CORPORIS OSSIVM CAETERIS QVAS SVSTINENT PARTIBVS LIBERORVM, SVÁQVE SEDE POSITORVM EX latere delineatio.
VIVITVR INGENIO, CAETERA MORTIS ERVNT.

DE HVMANI CORPORIS FABRICA LIBER I. 165

CORPORIS HVMANI OSSA
POSTERIORI FACIE PROPOSITA.

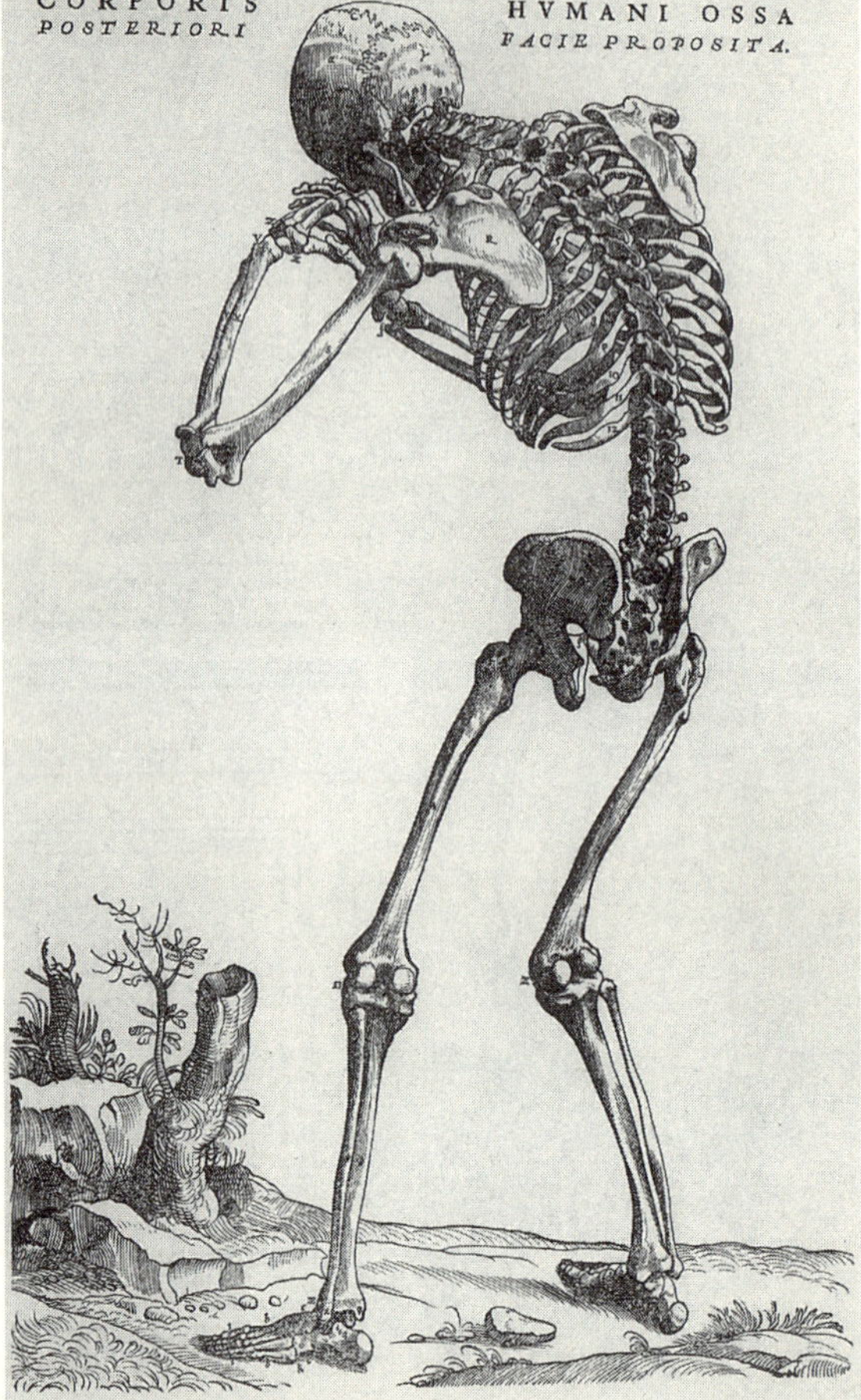

第6章　解剖の発展

ヴェサリウスとその時代

アンドレアス・ヴェサリウスは、ベルギーの生まれで、イタリアのパドヴァで医学教育を受けた。『人体の構造について』が出版されたのは、スイスのバーゼル。だから、その頃すでに、学問は国際的だったことがよくわかる。

学問が、どちらかといえば国ごとに分かれてしまうのは、ヨーロッパでは、もっと後の時代のことである。どこに行っても、通用する。そういう「真理」を追究する学問よりも、政治の単位である、国のほうがいばりだす。それは、後の時代のこと。ヴェサリウスの頃は、ヨーロッパのどこの国の人でも、学者はラテン語で本を書いた。ラテン語は、その頃には滅びてしまった、古代ローマ帝国のことばである。どこの国も、ラテン語はもはや使っていない。だから、それを学問のことばにすれば、公平ではないか。

『人体の構造について』を書いたとき、ヴェサリウスは二十九歳。天才である。それまでの解剖学で知られていたこと、彼はそれを、この本にすっかりまとめてしまう。それだけではない。自分でたくさんの解剖をやり、その若さで、どんな大先生にも負けない、知識と経験とを持っていた。山脇東洋の生きた江戸時代と同じで、ヨーロッパでも、当時は解剖は歓迎されなかった。医者でも、自分で解剖をする人は、ごく少なかった。だから、実際に解剖を行ない、それが得意だった若いヴェサリウスが、えらくなれたのである。

ヴェサリウスのころは、ガレノスという、たいへんえらい学者の説ばかりが、真実とされていた。ガレノスはローマ時代の人で、当時すでに千年以上も前の時代の、古い古い学者だったのである。しかし、だれでも、ガレノスの説を本で読んで勉強した。でも、実際の解剖は、ほとんどしなかった。ただし、ガレノスは、自分で実際にものを見て、勉強しなさい、とちゃんと自分の本に書いている。読者というのは、自分に都合のよいところしか読まないものだということが、これでもわかる。そのガレノスも、自分では人間の解剖はしたことがなかったらしい。

それなら、ガレノスの解剖についての知識は、どこから来たの。それは、動物の解剖。それと、もっと前、ギリシャ時代の知識。

ギリシャ人には、かなり解剖の知識があったし、解剖が実際に行なわれたのである。

特に、いまのエジプトにある、アレクサンドリアという町。ここには、大きな図書館があったのだが、戦争で焼けてしまった。解剖の本も、そのとき焼けたと思う。

世界大戦で焼けたの。いいえ、二千年近くも前の戦争ですよ。

日本でも西洋でも、そう思うと、事情はよく似ている。言ってみれば、五臓六腑説が、ガレノス説だと思えばいい。山脇東洋ではない、ヴェサリウスは、そこに自分の観察と、自分の考えを持ちこんだのである。

ヴェサリウスの『人体の構造について』が出版された、一五四三年という年は、日本で言えば天文十二年、種子島に鉄砲がやって来た年である。鉄砲が歩いて来たのではない。たまたま鉄砲を持っていた二人のポルトガル人の、たまたま乗っていた中国の船が、たまたま難波して、種子島に流れついたのである。種子島の殿様が、たまたまたいへん若くて、たぶん十五歳だったと思うが、たまたま鉄砲をおおいに気に入り、それを買ってしまう。それから、日本中に鉄砲が広まる。だから鉄砲のことを、古くは種子島といった。そういう話になっている。でも、ここまで偶然が重なる話は、たいていどこかにウソがある。種子島に着かなくても、どこかから、鉄砲が輸入されたに違いない。

それはともかく、この年は、そういうわけで、西洋人がはじめて日本にたどり着いた年でもある。ヨーロッパでは、さらにコペルニクスの本が、はじめて出版された。コペルニクスは、この年に死んだのである。

コペルニクスなんて、そんな人は知らない？　地動説ですよ。「それでも地球は動く」、そう言ったのは、ガリレオ・ガリレイじゃないか。

それはそうだが、ガリレオは、一五四三年にはまだ生れていない。ガリレオは望遠鏡を作り、自分で天体を観測する。その結果からコペルニクスの地動説を支持する。しかし、「地球が太陽の回りを回る」なんて、聖書にそんなことは書いてないよ、と教会からひどく怒られ、教会の裁判にかけられる。コペルニクスは、本が出た年には死んだから、よかったのである。中世以来、教会はそういうことについて、こわい存在だった。異端、つまり教会が認めていない考え方を、世のなかに広めようとすると、ひどい場合には、火あぶりになった。そういう社会だから、具体的な学問がなかなか進まなかった、とも言えるのである。その裁判で、ガリレオは有罪になったが、裁判で有罪になった後、「それでも地球は動く」とブツブツこぼしたという話が、有名なのである。

ともかく、コペルニクス以前には、太陽のほうが、人間の回りを回っていたのが、コペルニクス以後は、話が逆になった。だから、こういう極端な考えの変化を、「コペルニクス的転換」と言う。一五四三年という年は、そういう意味でも、大切な年である。

日本ではこのとき、豊臣秀吉は六歳か七歳の少年で、名前はまだ日吉丸、長良川の橋の下で、ボロを着て寝ていたかもしれない。織田信長は九歳。だから、戦国とはいえ、戦争には参加しなかったであろう。

この後の数十年のあいだ、大勢のスペイン人、ポルトガル人が日本にやって来る。こうした人たちは、南から来たので、日本では南蛮人と呼ばれるのである。そうした南蛮人によって、キリスト教をはじめ、西洋の学問が日本に伝えられる。

ヴェサリウスの『人体の構造について』が、日本に輸入され、長崎奉行の手に入ったのが、一六四三年のことらしい。これは、この本が出てからちょうど百年後のことである。この百年のあいだに、日本の国内では、大きな変化が起こっていた。このときすでに、日本は江戸時代に入り、鎖国の状況にあった。だから、外国の学問を学ぶことは、ほとんど不可能となり、ヴェサリウスの本もまた、日本の医学に大きな影響を与えるような時代では、もはやなくなっていた。だから、この本が、日本に届いたことは確かだが、ヴェサリウスの本は、江戸の解剖学に、直接の影響は与えていない。

このときから、さらに百十一年後の一七五四年、山脇東洋が初めて京都で解剖を行なう。それからさらに百十四年後の一八六八年が、明治元年である。現在はその明治元年から約百三十年。こうして、アンドレアス・ヴェサリウスの本によって近代解剖学がはじまってから、約四百五十年、山脇東洋の解剖から、約二百五十年、解剖学は生き続けてきたのである。

ヴェサリウスまでの時代

ヴェサリウスの前にも、解剖をした人は、ヨーロッパではたくさんいた。なかでも有名な人は、ルネッサンスの万能の天才といわれた、レオナルド・ダ・ヴィンチである。レオナルドは約四十人の解剖を行ない、そのなかには、妊娠中の女性や胎児、自称百歳という老人も含まれていた。レオナルドは、二百枚以上の解剖のスケッチを残した。レオナルドが死んだのは一五一九年、このときヴェサリウスは、まだ五歳だったはずである。

レオナルドが解剖をしたのは、必ずしも医学のためではない。レオナルドは、たとえば「モナ・リザ」や「最後の晩餐」のような絵画で有名である。じつは、その頃の画家や彫刻家にとって、解剖を勉強することが、たいへんに重要だとされていた。人体をきちんと描いたり、彫刻したりするためには、皮膚の下に隠れ、表面からは見えない筋肉や骨、そういった構造をきちんと理解していなくてはならない。そういうふうに、考えられていた。だから、解剖は、医者になる人だけが行なっていたのではない。

いまでも、その伝統がなくなったわけではない。たとえば、東京芸術大学には、ちゃんと美術解剖学という部門がある。こういう分野があることは、しかし、知らない人のほうが多いのである。解剖は医者の卵がすることだ。そう信じている人が、ほとんどだからである。

レオナルドの頃には、特にイタリアでは、解剖がもはや、かなり行なわれる時代になっていた。だから、その後に、ヴェサリウスのような人が生まれるのである。

では、イタリアでの解剖は、どのようにしてはじまったのだろうか。

すでに述べたように、解剖は古くはギリシャにあった。しかし、ギリシャの文明を、ある意味で受け継いだローマでは、解剖は禁止された。だからガレノスは、解剖の本は書いたが、自分で人体の解剖はしなかったのである。その後ヨーロッパは中世に入り、その時代には、医学や解剖学のような具体的な学問は、あまり進歩しなくなってしまう。学問といえば、ほとんどは、キリスト教の神学だったからである。神学は、

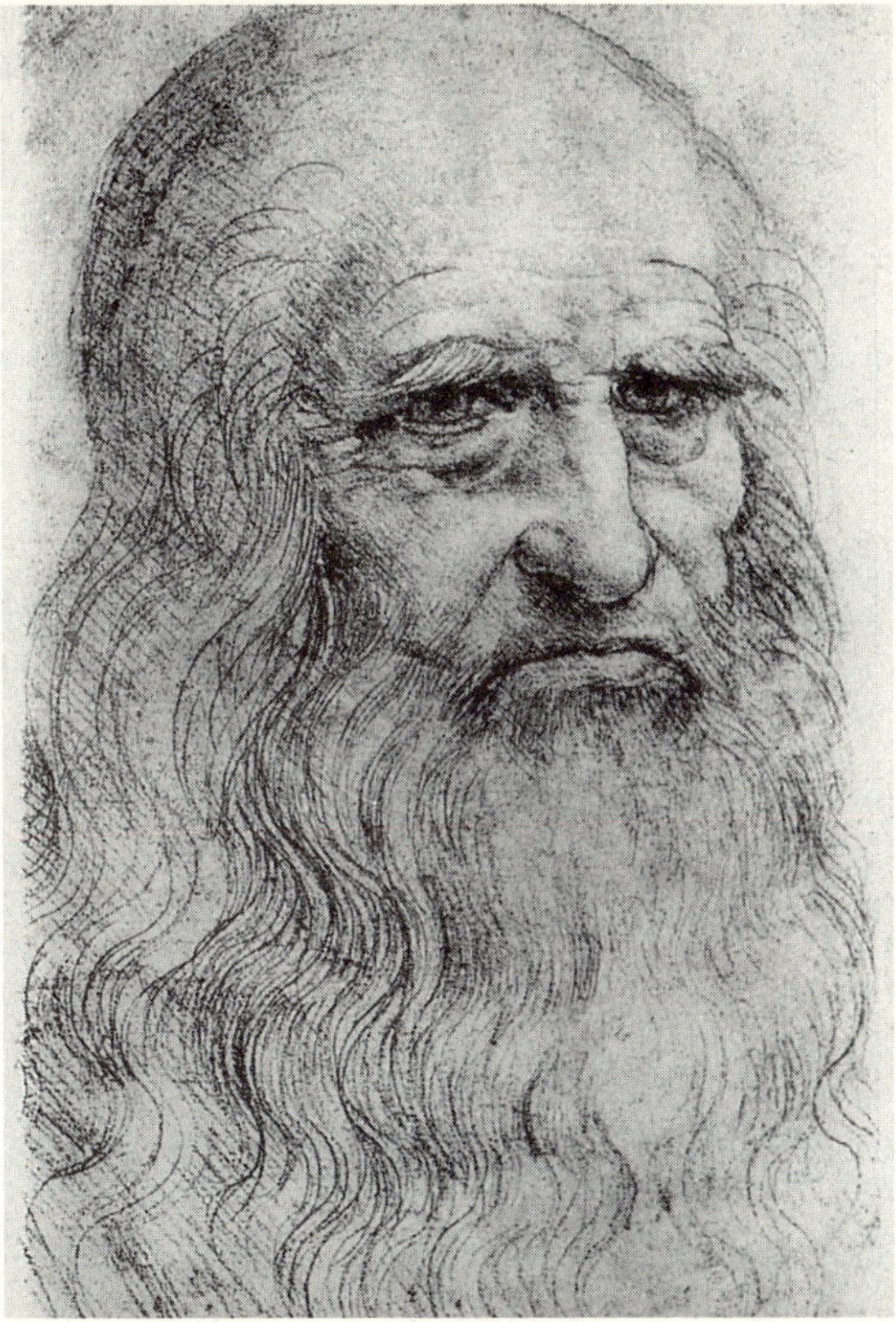

レオナルド・ダ・ヴィンチ（1452〜1519）の自画像。

神様や聖書について、ながながと議論する。話が具体的ではなくなって、当然であろう。そのうえ、あまり極端なことを言って、教会ににらまれると、「火あぶり」である。

ルネッサンスは、その中世を打ち壊し、ギリシャやローマにあった古代の精神を復活させる。ルネッサンスというのは、「文芸復興」と翻訳されるが、古代の精神の復活ということなのである。

ヨーロッパ中世の医学は、古代に比べて特に進んだものではなかった。医学のような、実際のことを扱う学問では、なんでも自分で体験し、その経験によって、理論を訂正していくことが、大切である。ただの理屈、ただの教わった知識ではダメ。たとえば、山脇東洋もまた、そうした精神の持ち主だった。山脇東洋が属する、「古方」という漢方の一派は、「親試実験」をその精神としたのである。つまり、「自分で親しく試み、実際に体験する」、それが大切だとした。その精神から、日本の解剖がはじまったと考えてもいい。

ところが、中世の医学には、そうした思想が欠けていた。なんでもえらい人の言うとおり、いままで言われているとおり、自分の考えなどは、大したものではない。だから、ガレノスの医学が、それ以上のものはないとされ、なかなか訂正されなかったのである。それは、たいへん謙虚で、場合によっては結構な考えだが、そればかりではいけない。そういうことを長いあいだ続けている社会では、自分で体験して、実際のことをきちんと考える、そういう癖が、多くの人になくなってしまうからである。いまの日本はどうか。

そういうわけで、中世になって、いわば「遅れて」しまった西洋の医学は、日本の医学が中国医学を取り入れたのと同じように、アラビア医学から、新しい知識を取り入れたのである。ただし、そのアラビア医学は、さらにそのもとをただせば、ギリシャやローマの医学を取り入れたものだった。

なんだか、話がとてもややこしいではないか。ややこしくて当然である。ギリシャ以来二千年にわたる解剖学の歴史、それを数行で書こうというのだから、書こうとするほうが間違っている。ともかく、たとえばそのアラビアの解剖図を、当時のヨーロッパでは、写したりしているのである。

ギリシャもローマも、同じヨーロッパではないか。なぜアラビアから、わざわざ医学を学ぶ必要があったのか。

それには、ヨーロッパの中世という時代を知る必要がある。ギリシャやローマが栄えた時代、早い話が二千年ほど前を、古代という。しかし、東方からゲルマン人がローマに侵入し、やがてローマは滅びる。それとともに、中世がはじまる。ゲルマン人はキリスト教に改宗するが、このキリスト教が中世では大きな力を持ち、社会の動きや考えかたが、ある意味では、固定してしまう。そこでは、ギリシャやローマから伝えられた学術は、多くは滅びてしまうのである。

その学術は、しかし、東ローマ帝国を経由して、アラブ人に伝えられ、保存される。コンスタンチノープルを中心とする東ローマ帝国は、西ローマ帝国が滅びたあと、トルコに滅ぼされるまで、長く続いたからである。

中世の終り、近世のはじまりを告げるのが、ルネッサンスである。日本でいえば、室町から戦国に至る時代だと思えばいい。それまでに、アラブの医学が、あらためて西欧に流入する。ギリシャやローマの古典が、アラビア語から、ヨーロッパのことばに翻訳しなおされたりする。こうして新しい学問の波が、次第にヨーロッパに広がっていくのである。イタリアの医学校では、十三世紀には解剖がはじまったらしく、十四世紀には、パドヴァの大学で、ついに公開の解剖が行なわれる。

レオナルドが現われたのは、その約百年後である。だから、解剖がすでに、ある程度普通になっていたのである。では、レオナルドは、解剖にたいして、どんな「いいこと」をしたのだろうか。

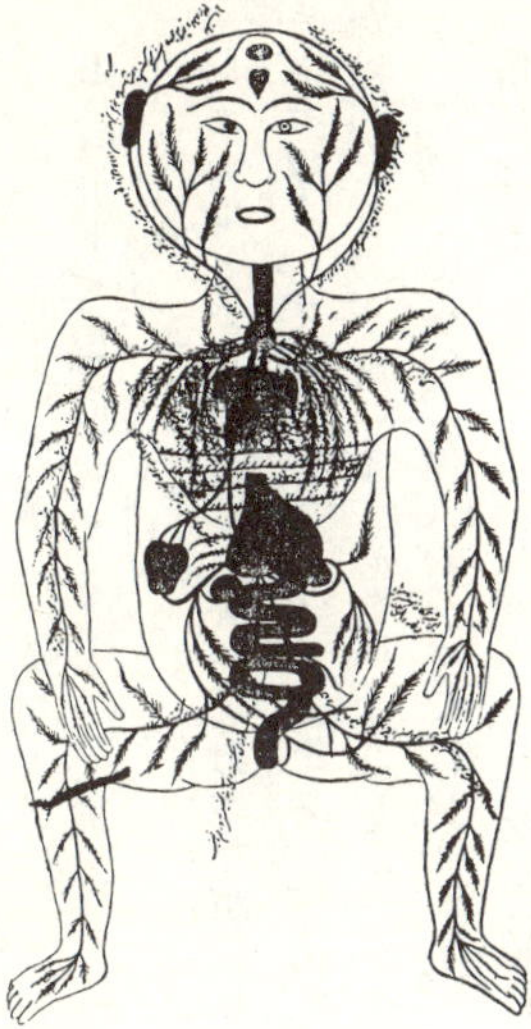

ペルシャの解剖図。こうした知識が、ヨーロッパに導入される。

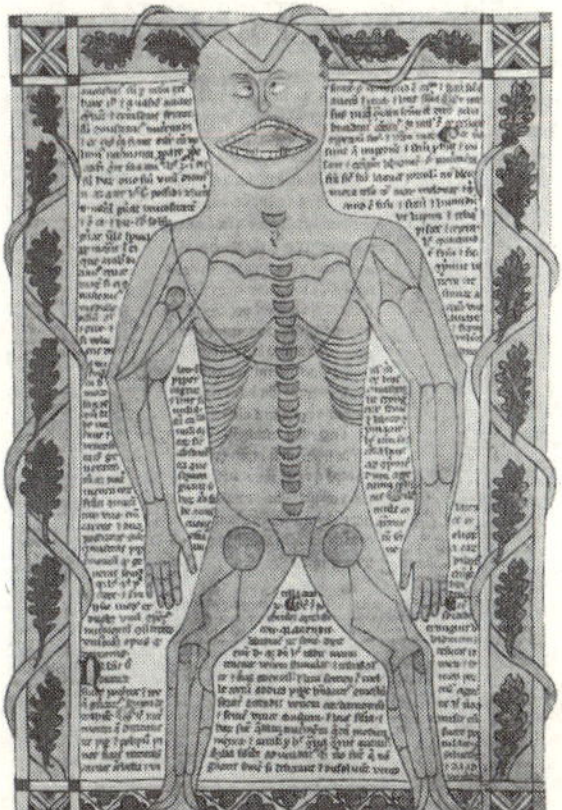

骨格を表わす古い解剖図。12世紀の写本より。

レオナルドと解剖図

レオナルドより前には、解剖はあったが、写真も絵もない。絵はないではなかったが、ロクな絵ではない。ヘタクソといっても、ただのヘタクソではない。ほんとうの、かけねなしの、言いようもないような、ヘタクソである。それもしばしば、自分で観察して描いてない。他人のヘタな絵をうつす。だからますます、ヘタクソな絵になる。

解剖をしても、その結果がきちんとした絵にならなければ、自分の見たことが、うまく他人に伝えられない。たとえば、肝臓を見たところで、それがどんなものか、ちゃんとした絵がないと、次の人は、また自分で解剖をやってみるまで、わからないのである。だから、この時代の絵には、肝臓にギザギザが描いてあったりする。そう描いてあれば、それが肝臓だよ。そういうふうに、約束してあった。絵がヘタだから、そうしなければ、肝臓だとわからないからである。

レオナルドは、そこに、きちんとした遠近法を取り入れた。「遠近法」とは、絵を描くときに、写真で見るように、ある一点から見た姿を描く方法である。

そんなこと、あたりまえでしょうが。

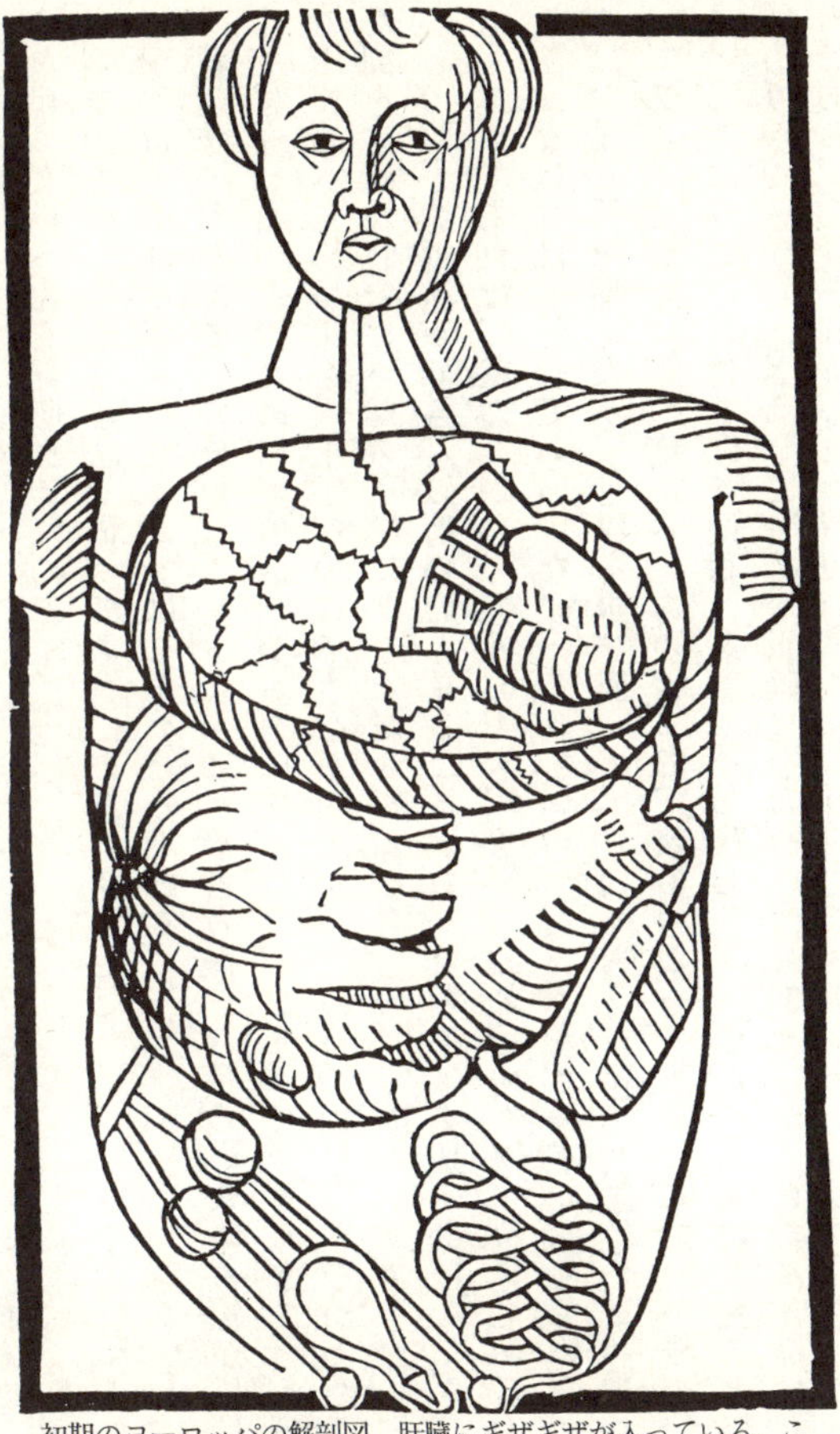

初期のヨーロッパの解剖図。肝臓にギザギザが入っている。これが肝臓を示す約束事なのである。

いいえ、あたりまえではありません。一点から見た、写真のような絵の描きかた、これは、たいへんな発明だったのです。

いまの人は、絵が遠近法で描いてあって、あたりまえだと思っている。レオナルド以前には、それが、あたりまえではなかったのである。

遠近法のおかげで、自分の目で見るように、本当の本当らしく、人体の絵が描けるようになった。そのために、解剖学がさらに発達した。なぜって、それまでは、解剖をしても、その結果を、上手な絵にできなかったからである。絵にできなかったら、解剖を字ばかりで書いたら、なにがなんだか、わからない。

昔の絵、遠近法ができる以前の絵を見ることがあったら、よく見てごらんなさい。人も描いてあれば、家のなかも、野外も、天国も、一枚の絵のなかに描いてある。遠近法がなければ、それでいい。なぜ、それでいいのだろうか。一点から見ていないから、つまり絵を描く人が、世界を飛び回っていいのである。「視点が定まっていない」のである。だから、この世から、あの世まで、家の中から、家の外まで、一枚の絵に入ってしまう。それはそれで便利である。その代わり、一点からきちんと見るというつもりがないから、どうしても絵が正確にならない。解剖の絵が、きちんと描けないのである。それを解決したのが、レオナルドの時代であり、そのあとに、アンドレア

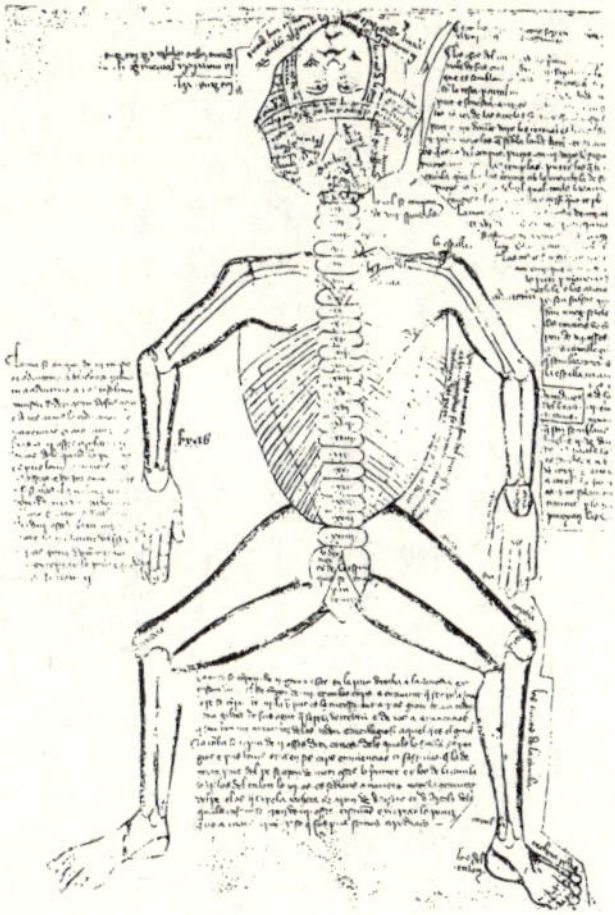

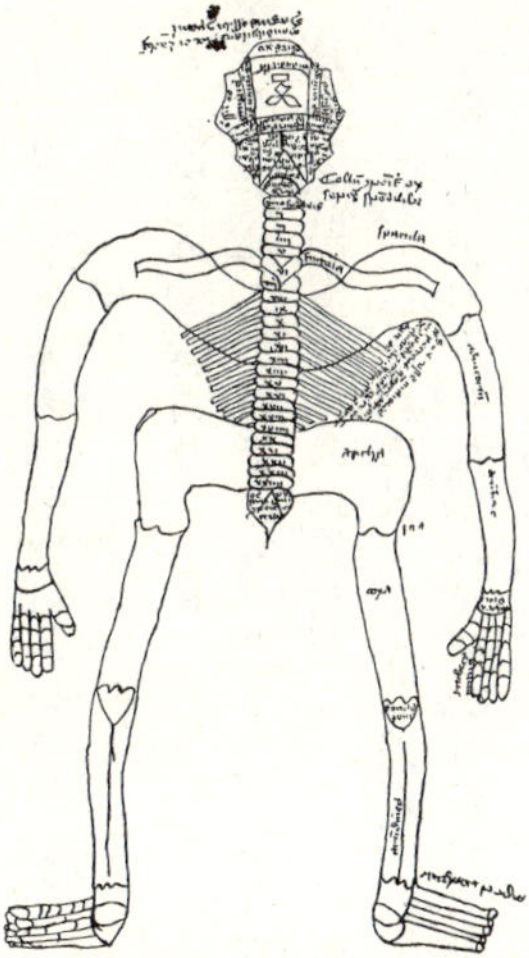

アラビア医学の解剖図（上）と、ヨーロッパで描き写された同じ図。頭がひっくりかえっているのは、なぜか。遠近法がない時代には、絵描きのほうが世界を動きまわることが許される。写真のように、１点から見た図を描く方法が、遠近法である。

ス・ヴェサリウスが出る。ヴェサリウスの本の挿し絵は、いま見ても、じつに立派な絵になっているのである。

レオナルドは、自分の描いた解剖図を、本にして出版するつもりだった。でも、これはとうとう、本にならなかった。だから、いまでも、バラバラのスケッチのままで残っている。レオナルドは、絵や設計図を描くのは得意だったが、ながながと文章を書くのは、あまり好きではなかったらしい。絵の天才だったので、字にするより絵にするほうが、自分でもやりやすかったのかもしれない。だから結局、そのつもりはあったのだが、ほとんど本を書いていないのである。

じつは、レオナルドの解剖図は、レオナルドの死後、弟子にゆずられた。しかし、そのまま長いあいだ行方不明になってしまった。それが、十九世紀になって、イギリス王室のお城、ウィンザー城の古いトランクの中から、まとめて見つかったのである。だからこれを、ウィンザー・コレクションという。

レオナルドは、人体を機械のように考えていたらしい。彼は、たくさんの機械を設計している。そうした機械の図と、人体解剖図とが、同じ紙のうえに描いてあったりする。そういうところや、その描きかたを見ると、レオナルドが人体を機械のように見ていた、ということが、かなりはっきりと感じられるのである。

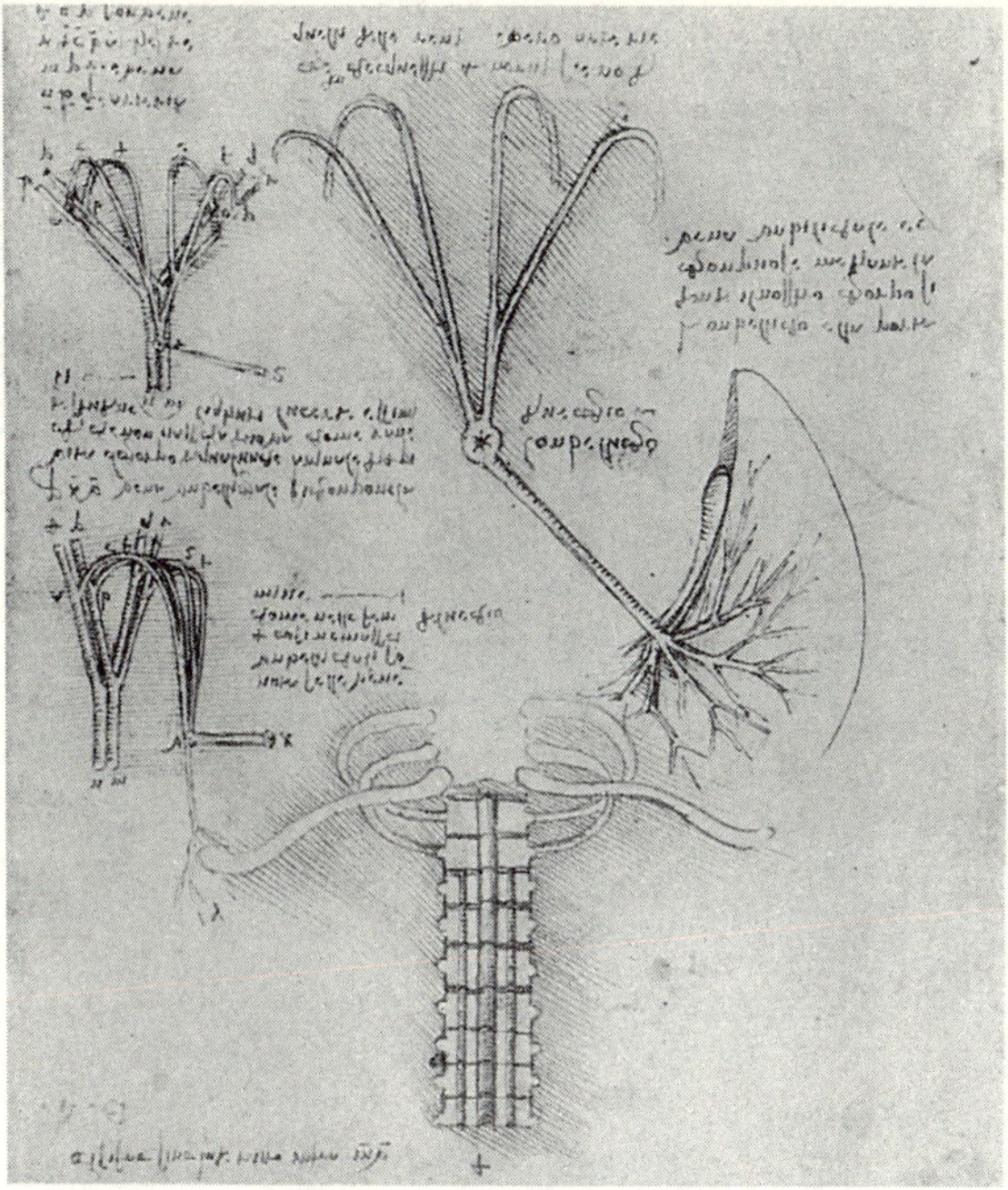

レオナルド・ダ・ヴィンチの解剖図。よく見ていると、レオナルドが人体を機械のように見ていたらしい、ということがわかってくる。たとえば、筋肉をヒモの集まりのように描いている。また、足の骨では、関節にとくに注意が向いている。それほど時代はずれていないのに、前の図と比較すると、レオナルドの図がいかにみごとなものかが、よくわかる。こうした技術が、数十年後にヴェサリウスの『人体の構造について』の図を生み出すのである。

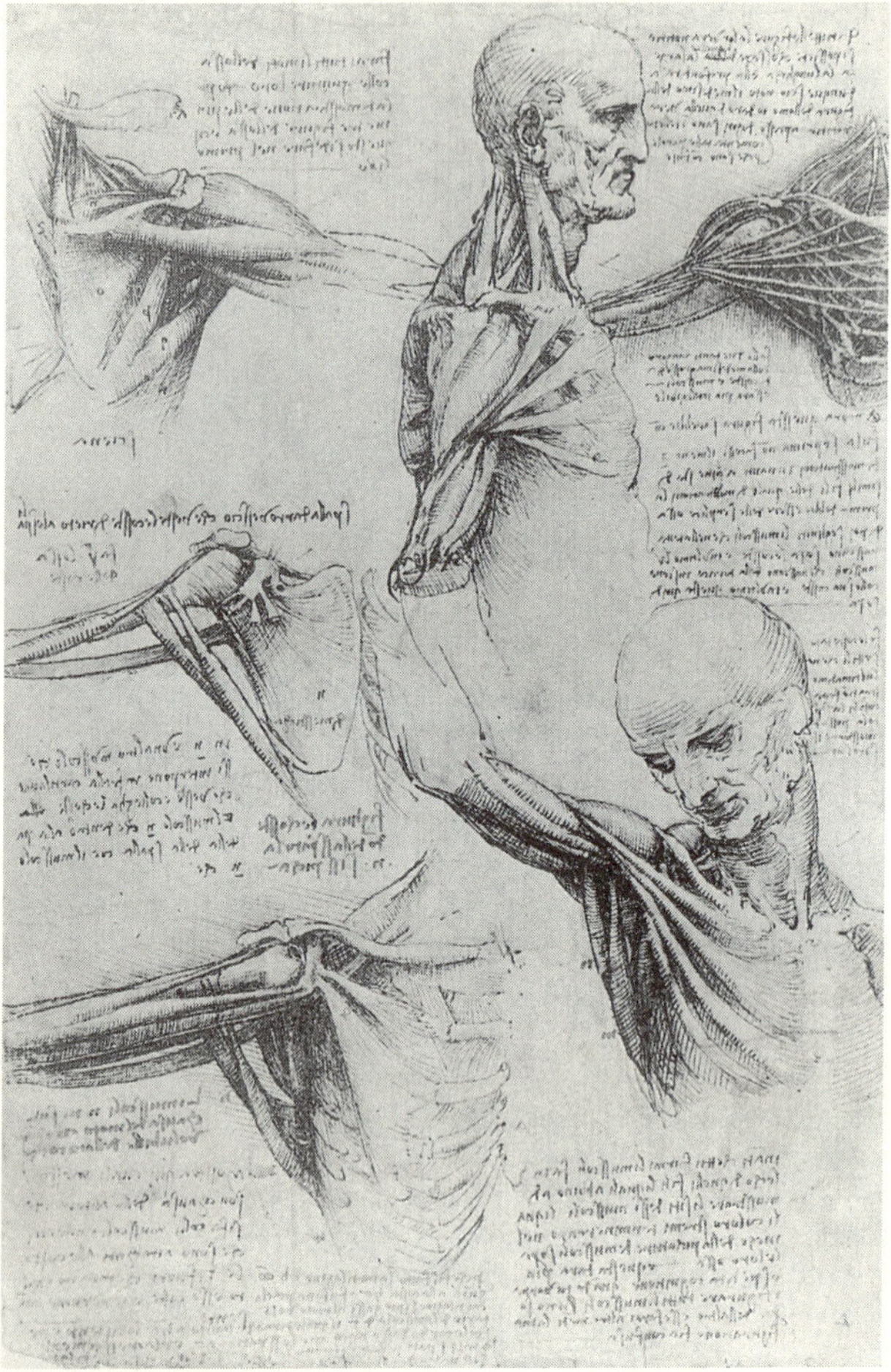

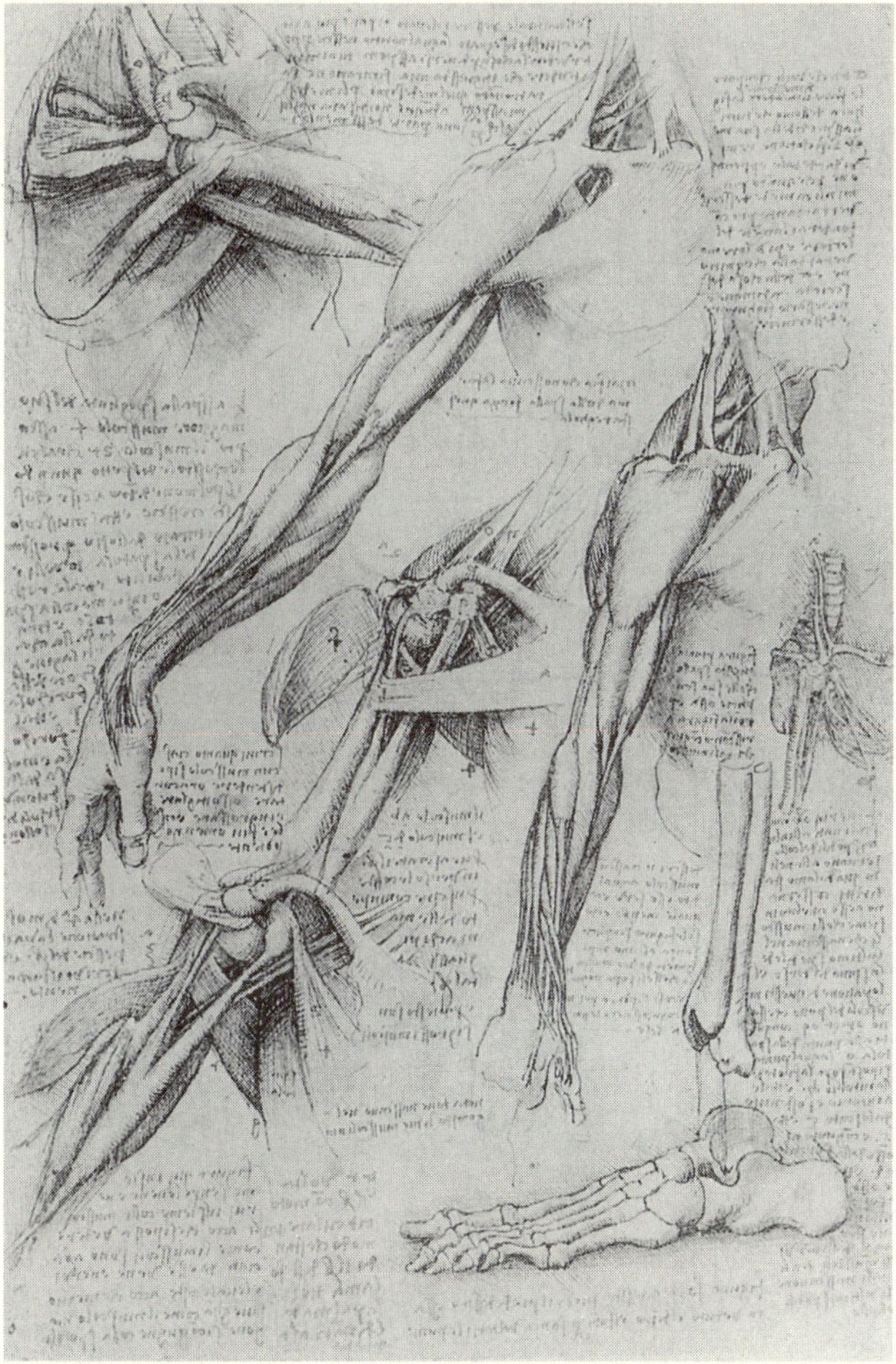

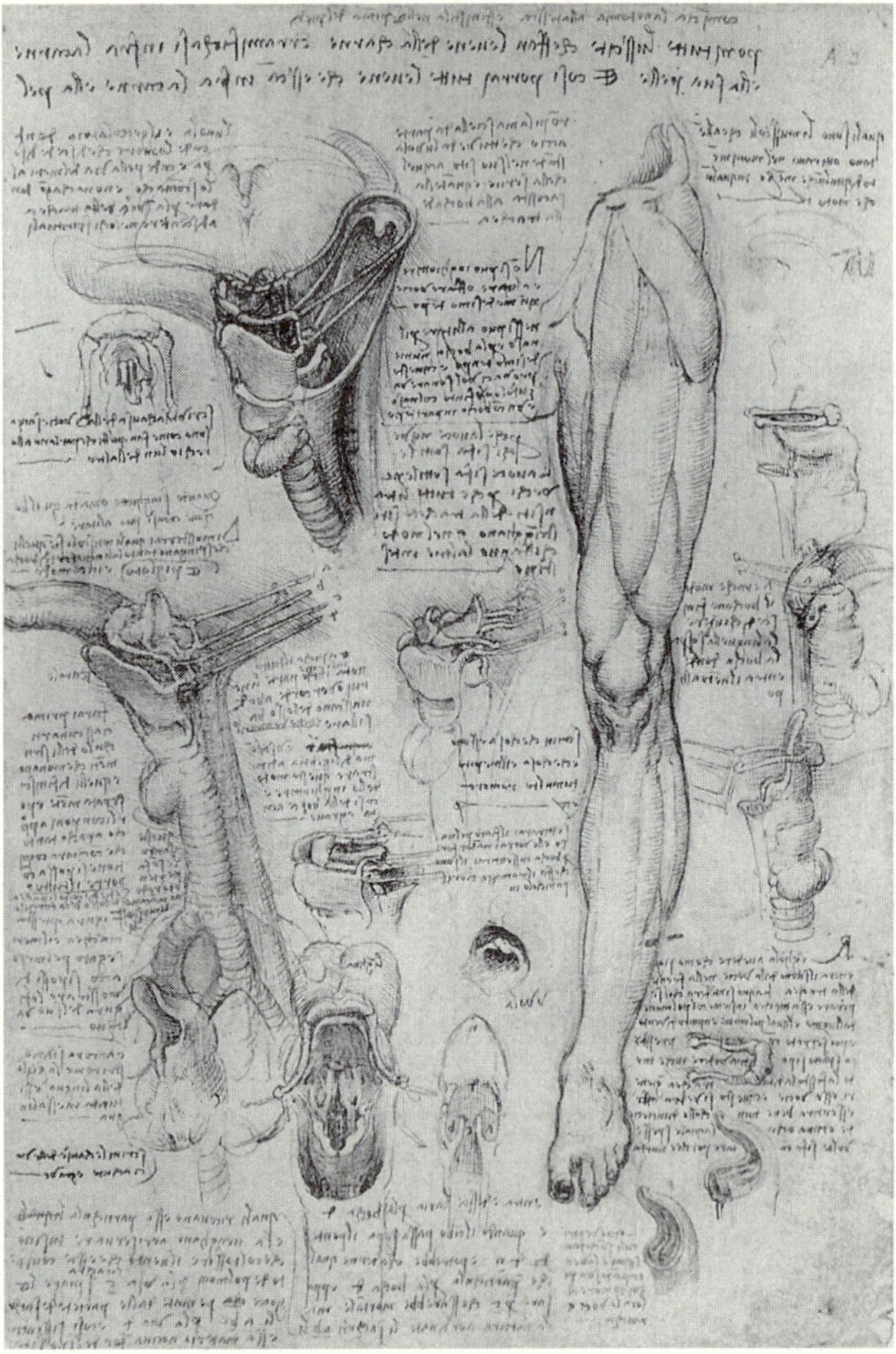

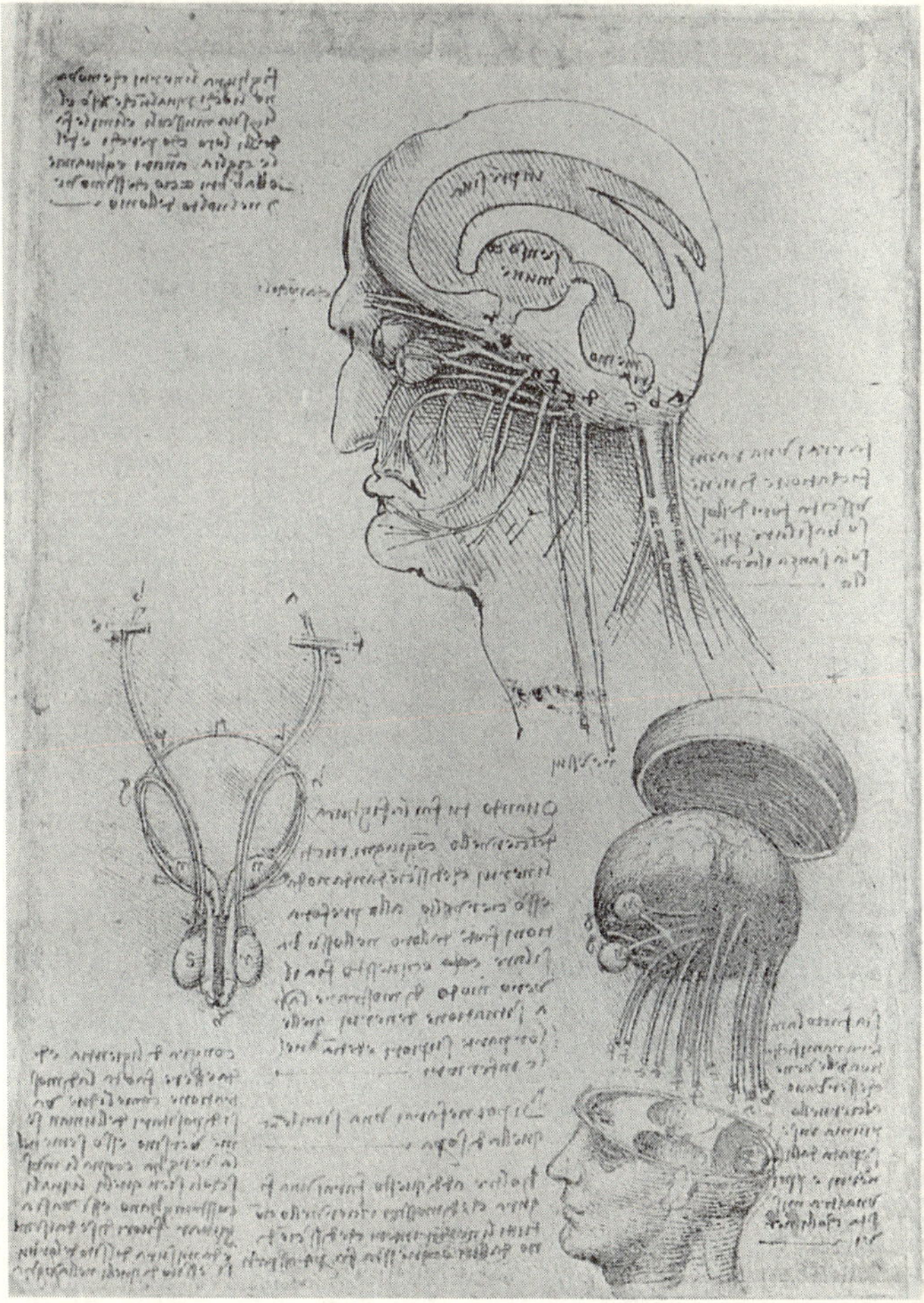

ヴェサリウス以後の解剖

ヴェサリウスの後、ヨーロッパの解剖学は、順調に発展する。十八世紀には、イタリアのボローニャに、ジョヴァンニ・バチスタ・モルガーニという解剖学者が現われる。この人は、病気がからだの故障から起こるということを、さまざまな病気で死んだ人を解剖することによって、きちんと証明していった最初の人である。

解剖って、そのためにするんじゃなかったの。

いま、そう思った人は、この本の初めのほうを、読みなおしてください。こういう種類の解剖を、病理解剖というのである。

いまでは私たちは、からだの「どこかが」悪いから、病気になると考えている。昔の人は、そのことに、そんなに確信を持っていなかった。そもそも、からだがどこか壊れたから死ぬ、という考えも、はっきりしていなかったのである。なぜなら、飢えで死ぬ、戦争で死ぬ、事故で死ぬ、たたりで死ぬ、疫病で死ぬ。当時の常識では、必ずしも、どこが悪いというわけではないように見えた死も、たくさんあった。それなら、たたりで死んでも、ふしぎはない。

疫病とは、多くの場合、ペストだった。ひどいときには、人口が半分以下になった。こういう病気は、リュウマチや糖尿病や精神病とは、また違ったものだ。そう人々が思っても、ふしぎではない。まさか、ネズミのノミが、病原体を運んでいるとは、思わなかったのである。目に見えない、細菌などという考えもない。

そういうわけで、病気である以上、からだの「どこかが」壊れているはずだ。いまの私たちには当然と思われる、こういう考えかたは、モルガーニの時代になって、解剖学から、やっとはっきり証明されるようになってくるのである。

そう思えば、人体の解剖は、いちばんはじめは、必ずしも病気のことを知るためではなかった、ということが、理解できるであろう。ただ、人間のからだについて、直接になにかを知ろうとしただけだった。病気の原因を解剖からさぐる、そうした病理解剖が、盛んに行なわれるようになったのは、十九世紀からである。この時代になって、病気は、必ずからだのどこかの故障から起こり、それなら解剖すれば、その原因が見つかるはずだ、という考えが、医師の常識となるのである。

昔の人は、バカだったなあ。そう思っては、いけません。いまでも、ある部分では、昔の人と同じように、未来の人たちに、あの頃の人はバカだったなあ、と言われるようなことを、考えたり、信じたり、したりしているに違いない。そうに決まっているのである。それが、歴史を勉強することで教えられる、大切なことのひとつなのである。

第7章　細胞という単位

細胞の大きさ

どんな生物のからだであっても、細胞という単位からできている。しかし、細胞は小さいものだから、ほとんど目には見えない。血液のなかにある赤血球や白血球も、細胞の一種である。その大きさは、約十ミクロン。ミクロンという単位は、一ミリの千分の一の長さである。それなら、細胞を約百個並べると、一ミリになる。ずいぶん、小さいものだということがわかるであろう。

細胞には、たくさんの種類がある。人間のからだでも、数百種類が分けられている。それぞれ大きさや形や働きが、少しずつ、あるいは大いに、違っているのである。

これだけ小さいもので、人間のからだができているとすると、人間のからだは、何個の細胞からできているのか。もちろん、全部数えた人はいない。ほぼこのくらいという見当でいえば、十兆の単位になるといわれる。

人間が見ることのできる、いちばん小さいものは、大きさにしてどのくらいか。

それはほぼ十分の一ミリと考えてよい。机の上をはっている、とても小さな虫、それでもたいていは一ミリを越える。だから、目に見えないほど小さな昆虫というのは、じつはいない。昆虫なら、いくら小さくても、十分の一ミリよりは、普通大きいのである。なぜなら、昆虫もまた、細胞からできているが、昆虫だからといって、細胞の大きさは、とくに小さくならないからである。それなら、ある程度の数の細胞を集めてできた生物は、細胞の大きさよりは、かなり大きくなるはずである。一辺が十ミクロンの長さの立方体になっている細胞があるとして、その細胞を千個集めると、一辺が百ミクロンの立方体ができる。これなら、肉眼で、やっと点として見える。

ところが、たとえ一匹の、点ほどの大きさの昆虫でも、昆虫である以上は、頭があり、足があり、えさをとり、動きまわり、子どもを生む。それなら皮膚も必要だし、筋肉もいるし、それを動かす神経もいる。そうしたものはすべて、皮膚細胞や筋肉細胞や神経細胞という、それぞれ違った種類の細胞の集まりだから、細胞の数がたくさん必要である。そう考えれば、いくら小さな虫でも、細胞の大きさよりは、ずっと大きくなければならない。それがわかるであろう。

細胞一個で生きている生物もある。アメーバやゾウリムシがそれだが、これは単細胞生物といって、人間や昆虫のような多細胞生物とは区別される。単細胞生物は、もちろん細胞の大きさ、つまり十ミクロン、あるいはたかだか、その十倍の大きさ程度までである。これではなかなか、目には見えないことになる。

細胞は細胞から

細胞について、とても大切なことがある。それは、前世紀に、ドイツのウィルヒョウという学者が言ったことである。すなわち、

「すべての細胞は、細胞から生じる」

細胞は、分裂して増える。だから、すでにある細胞が分裂して、つぎの細胞ができる。「ないところから」、細胞ができるわけではない。

いま生きている生物のすべての細胞、これは、親にあたる細胞からできた。その親細胞は、そのまた親細胞から、というわけで、どんどんさかのぼっても、もとはやはり細胞になってしまう。だから、すべての細胞は、細胞から生じたのである。

ヒトのからだのすべての細胞は、もとをたどれば、一個の細胞に行きつく。それが、受精卵である。受精卵という一個の細胞が、どんどん分裂して、たくさんの細胞になる。それだけではなく、その増えた細胞が、さまざまな種類に変化して、皮膚になり

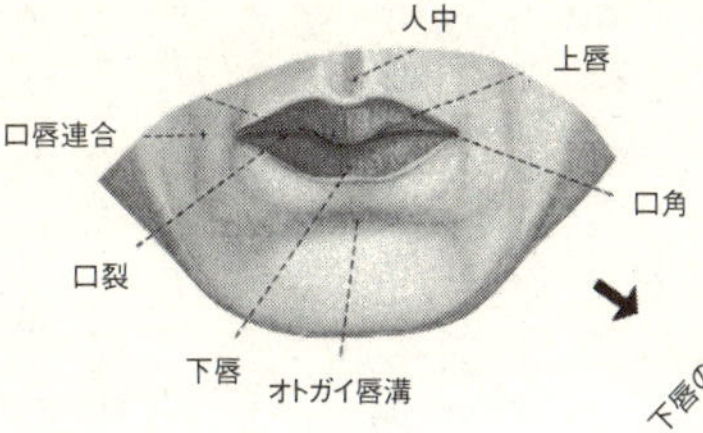

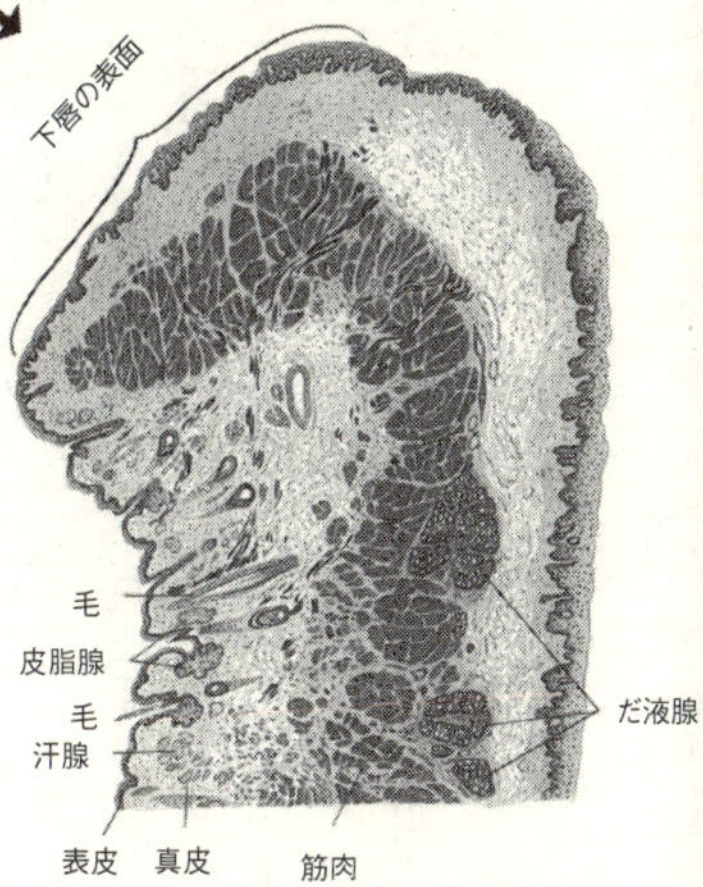

唇の断面。右側が口の中に向いている。ヒフ面は毛があるのでわかる。断面の中心部を占める濃い部分は、小さなだ液腺と、大部分は筋肉である。

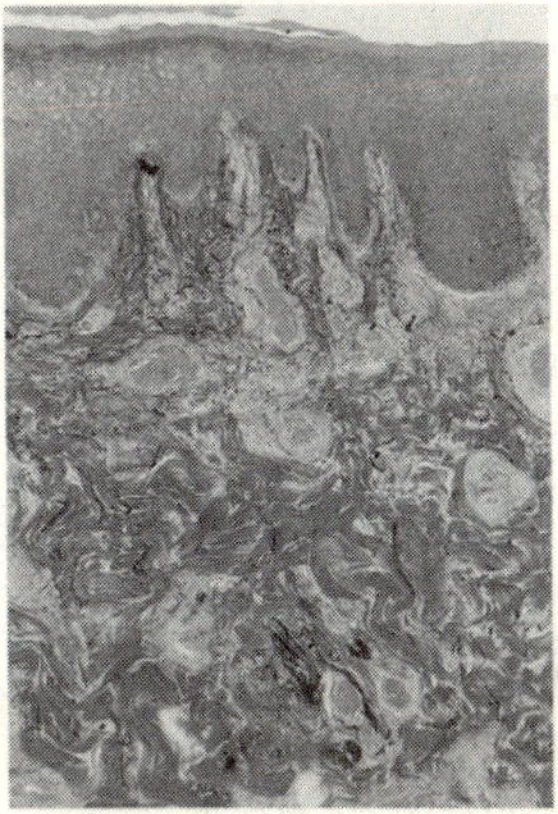

顕微鏡で見た、唇の一部。上方の色の濃い部分に見える小さな白い区画が、上皮の細胞。これでも細胞としては大きいほうである。

神経になり筋肉になり心臓になって、いまのからだができた。

では、その受精卵は、どこからきたか。受精卵は、卵子と精子とが、受精して生じる。その卵子は、母親の卵巣から、精子は、父親の精巣から出る。では、その卵巣のなかの卵子は、どこから来たか。卵子のもとになる細胞が、分裂してできた。精子もまた同じ。

それでは、その卵子や精子の「もとの細胞」は、どこから来たか。両親も、もとをたどれば、はじめは受精卵だった。その受精卵という一個の細胞が分裂して、いろいろな細胞をつくり、そのうちのいくつかが、卵巣や精巣になる。そこから、卵子や精子がつくられるのである。

そういうわけで、細胞の「もとをたどる」と、受精卵から受精卵へ、どんどんつながって、さかのぼることになる。だから、「すべての細胞は、細胞から生じる」。

一つだけ、問題がある。それなら、いちばんはじめの細胞は、どうしてできたのか。それは、わからない。でも、それが、生命の起源と深く関係していることは、確かであろう。生命の起源の、大きな段階のひとつは、細胞の起源なのである。ここでは、これ以上述べないが、これもたいへんに面白い問題である。

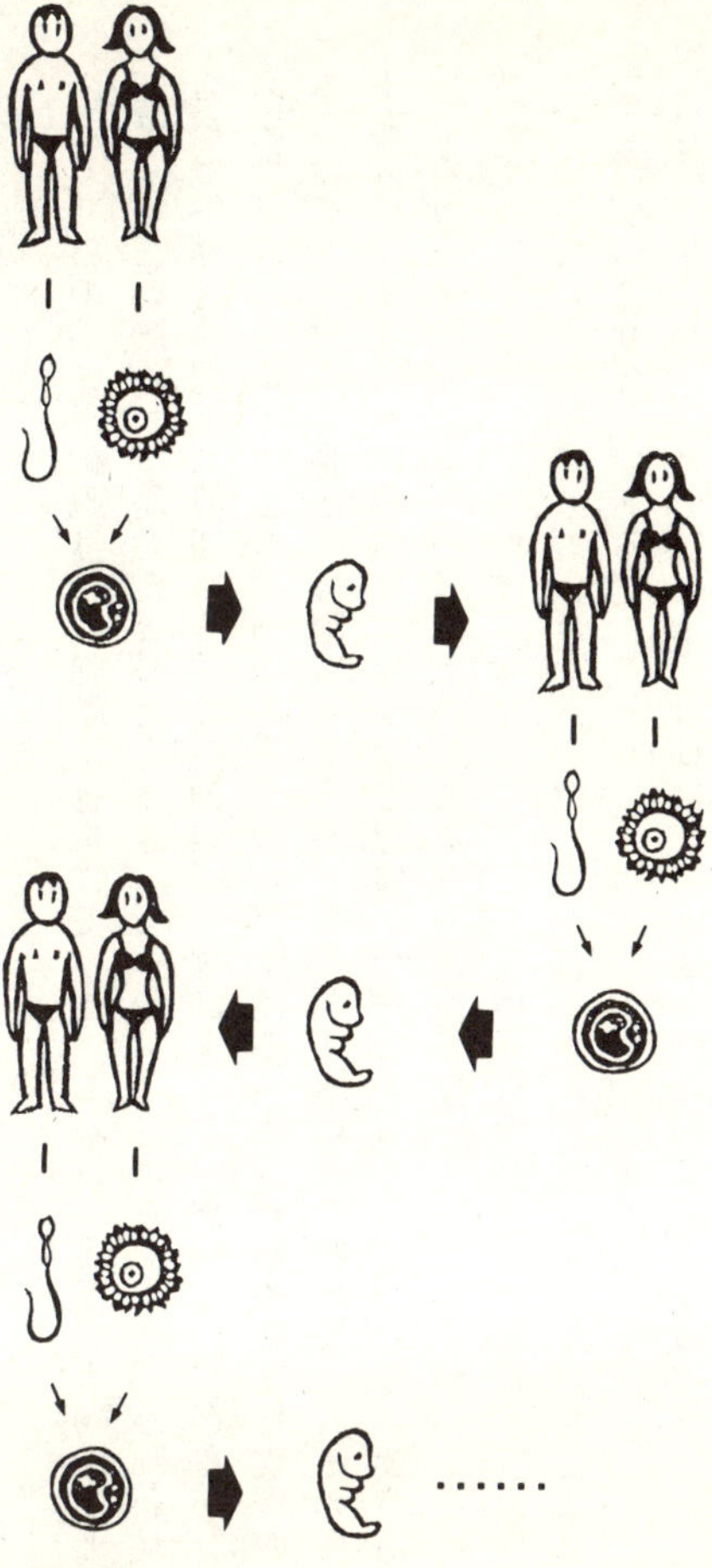

生殖細胞は、このように「連続」している。すべての細胞は、細胞から生じる。それがわかるだろうか。

細胞のつくり

さて、この小さい細胞は、細胞膜に包まれている。これは、とても大切なことなのである。この膜が、細胞の内と外とをしきっている。これはちょうど、われわれのからだと外界との関係に似ている。この細胞膜一枚によって、細胞という存在が、外から区別された「世界」となるのである。からだ全体でいえば、細胞膜とは皮膚のようなものである。この膜は、細胞にもよるが、たいして厚いものではない。その厚さ、十万分の一ミリ。具体的には、ちょっと想像がつかないほど、じつに薄い膜である。

この薄い膜は、あるものは通すが、あるものは通さない。そういうがんこな性質を持っている。細胞は、すでに述べたように、小さいものである。だから、なにかを通す、通さないといっても、大きなものは、当然はじめから通れない。問題はごく小さなもの、つまり分子である。

どんな分子か。たとえば、水。これは、この膜を例外的によく通る。ただし、たとえばわれわれの皮膚の細胞の膜は、特別な構造をしていて、あまり水を通さない。ここを自由に水が通ると、プールで泳いだり、お風呂に入ったりすると、細胞のなかに

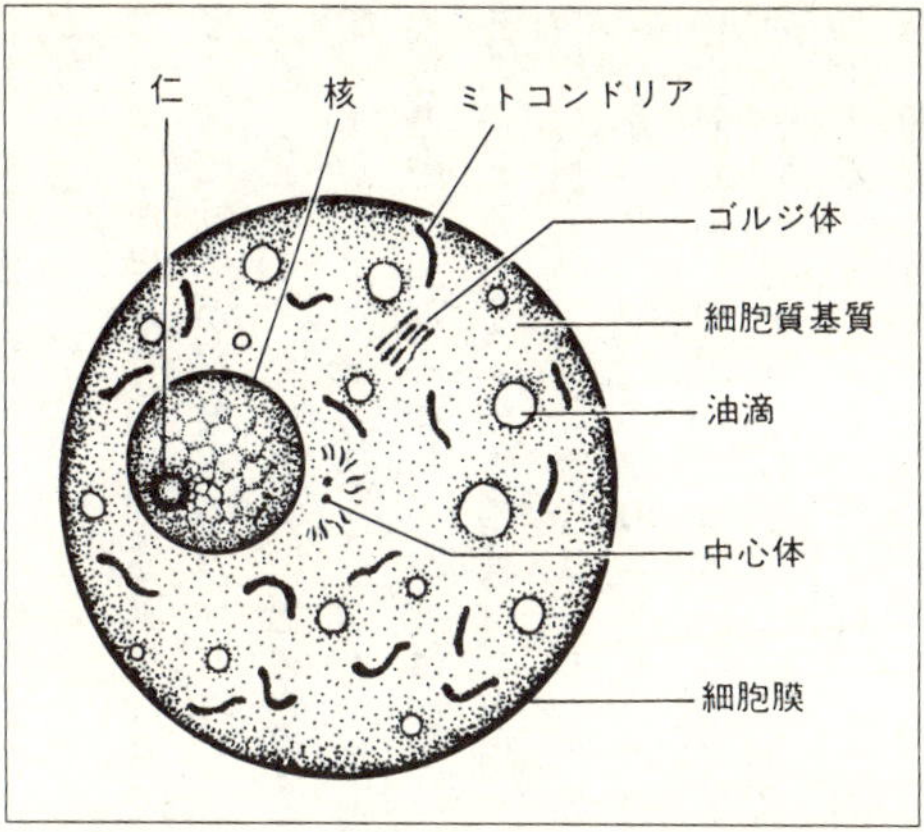

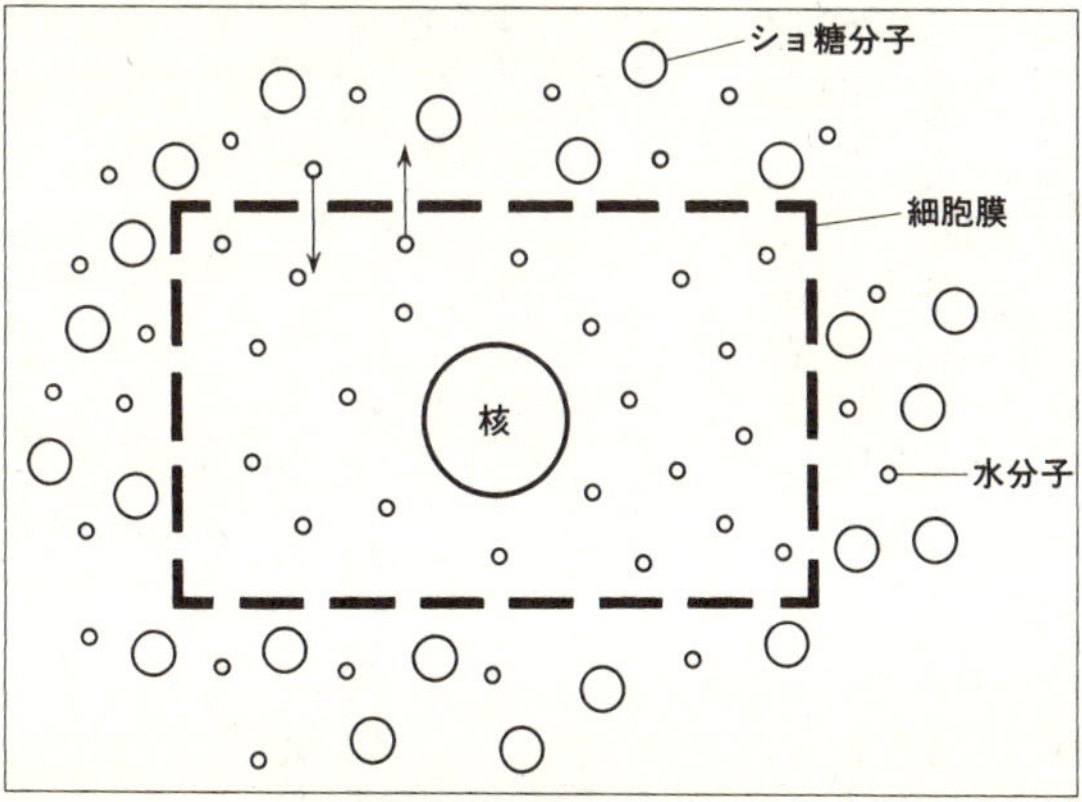

細胞の膜は、なんでも通すわけではない。そのために、細胞膜の内外で、物質の濃度に差が生じ、浸透圧が生じる。上は、細胞のモデル。

どんどん水が入ってしまうことになる。なぜなら、細胞のなかには、水以外の多くの種類の分子がとけており、塩で言えば、約〇・八パーセントの塩水になっているからである。

水分子だけが自由に通る膜をはさんで、片側に塩水、片側に真水を入れる。水は、どちらに動くか。塩水のほうに動く。だから、ここには圧力があると考えて、これを浸透圧という。ナメクジに塩をかけると、縮んでしまうのは、外の塩のほうが濃いので、水がナメクジのからだから、「出て」しまうからである。もちろん、塩の分子が膜を自由に通れるなら、水ではなく、塩がナメクジのなかに移動しても、同じことである。ところが、細胞の膜は、塩をつくっている分子については、水分子のようには、自由に通過させない。そこで水だけが動き、ナメクジは縮んでしまう。

こういう、細胞の膜の「選択的透過性」と呼ばれる、難しい性質のせいで、細胞の中と外とは、環境がかなり違ってくるのである。この膜を、まったく通してもらえない分子も、たくさんある。たとえば、サトウの分子。だから、サトウをなめ、それが腸に入ると、サトウの分子はブドウ糖と果糖に分解され、そのそれぞれが、はじめて腸の細胞に吸収される。

さらに、細胞という世界は、細胞よりさらに小さな、いろいろな構造を含んでいる。

たとえば、ミトコンドリアという粒は、酸素を利用して、エネルギーを発生する。つまり呼吸をする。このミトコンドリアが働かないと、細胞はあっというまに死んでしまう。猛毒として有名な青酸カリは、ミトコンドリアの働きを止めてしまう。細胞が死ぬということは、つまり人間が死ぬということである。

細胞のなかにある小さな粒には、ライソソームと呼ばれるものがある。これはふだん、細胞のなかにある、古くなったタンパクそのほかの構成物を壊す働きを持っている。単細胞生物では、これが、細胞に取り込まれた食物を「とかす」、すなわち消化する。

ライソソームもまた、膜に包まれている。なぜかというと、ライソソームの中には、タンパクや、そのほかのさまざまな大きな分子をとかす働きをする、酵素というタンパクの分子が、何種類も含まれているからである。こういう酵素が、細胞のなかに出てしまうと、細胞そのものも「とけて」しまう。細胞に、十分なエネルギーが供給されていれば、すなわち細胞が「生きていれば」、ライソソームの膜は壊れない。しかし、そのエネルギーがなくなると、膜は壊れる。すると、酵素の分子が細胞のなかに出る。そうなると、細胞は中から「とけだす」。

死ぬと、からだが腐る。これは、細菌の働きである。細菌が、さまざまな酵素を出

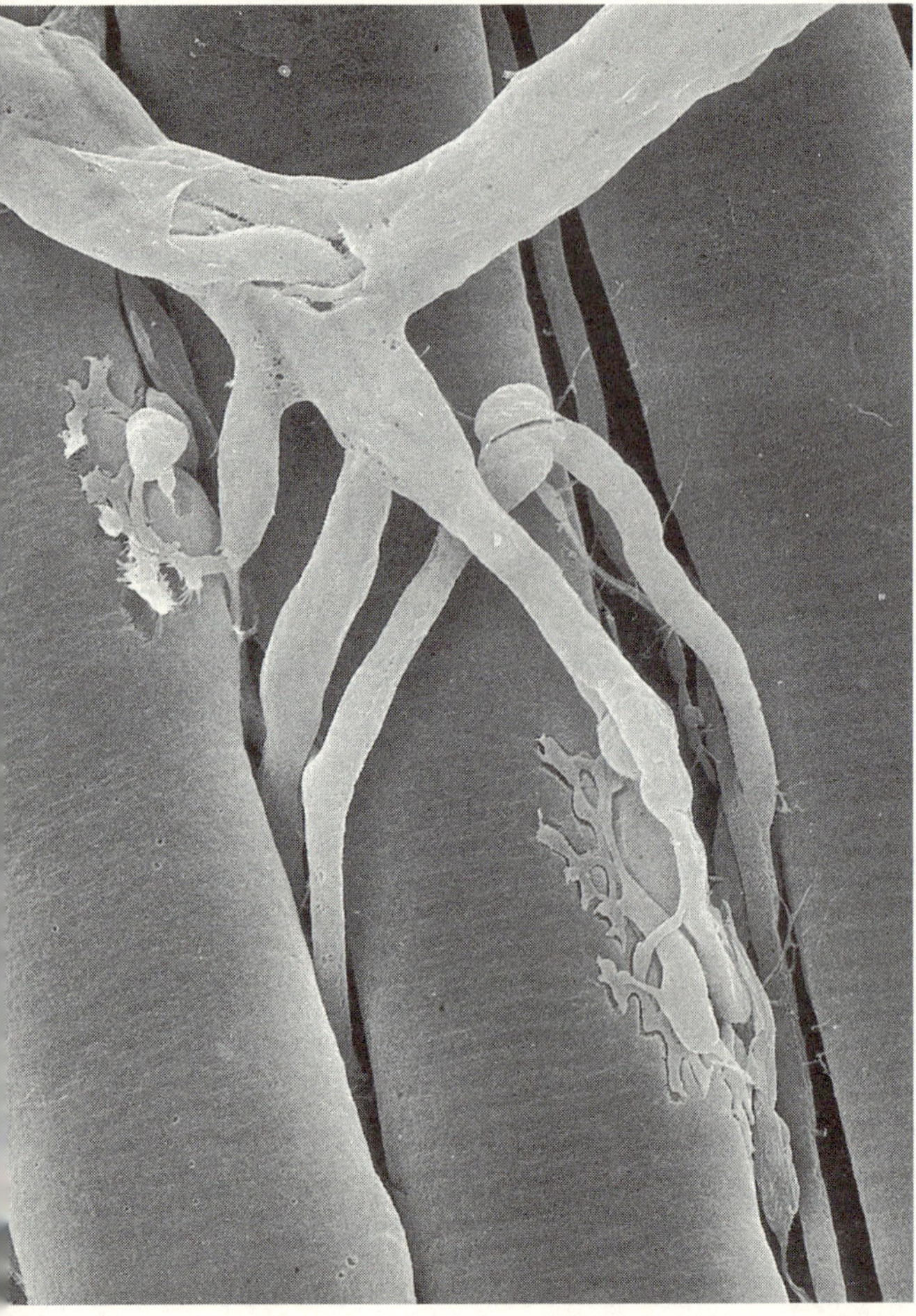

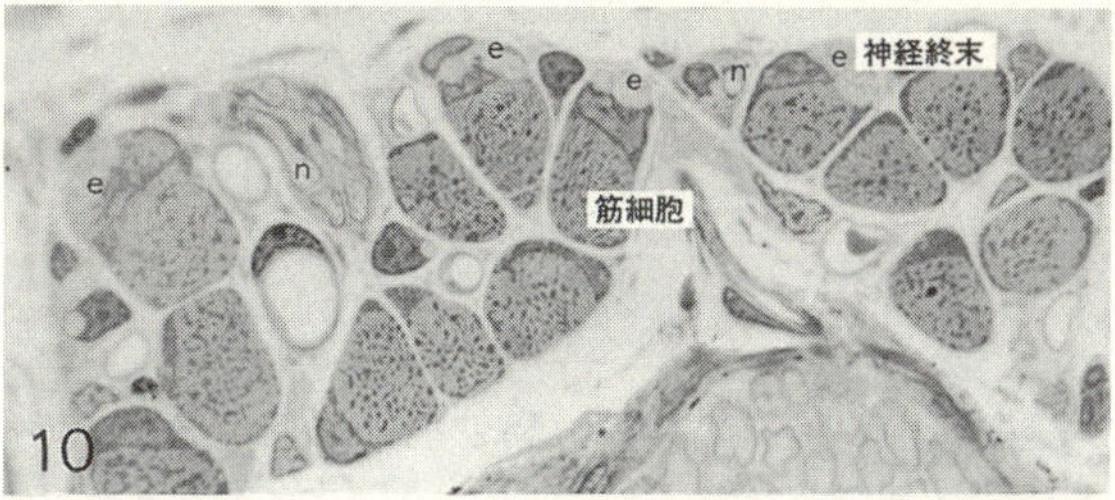

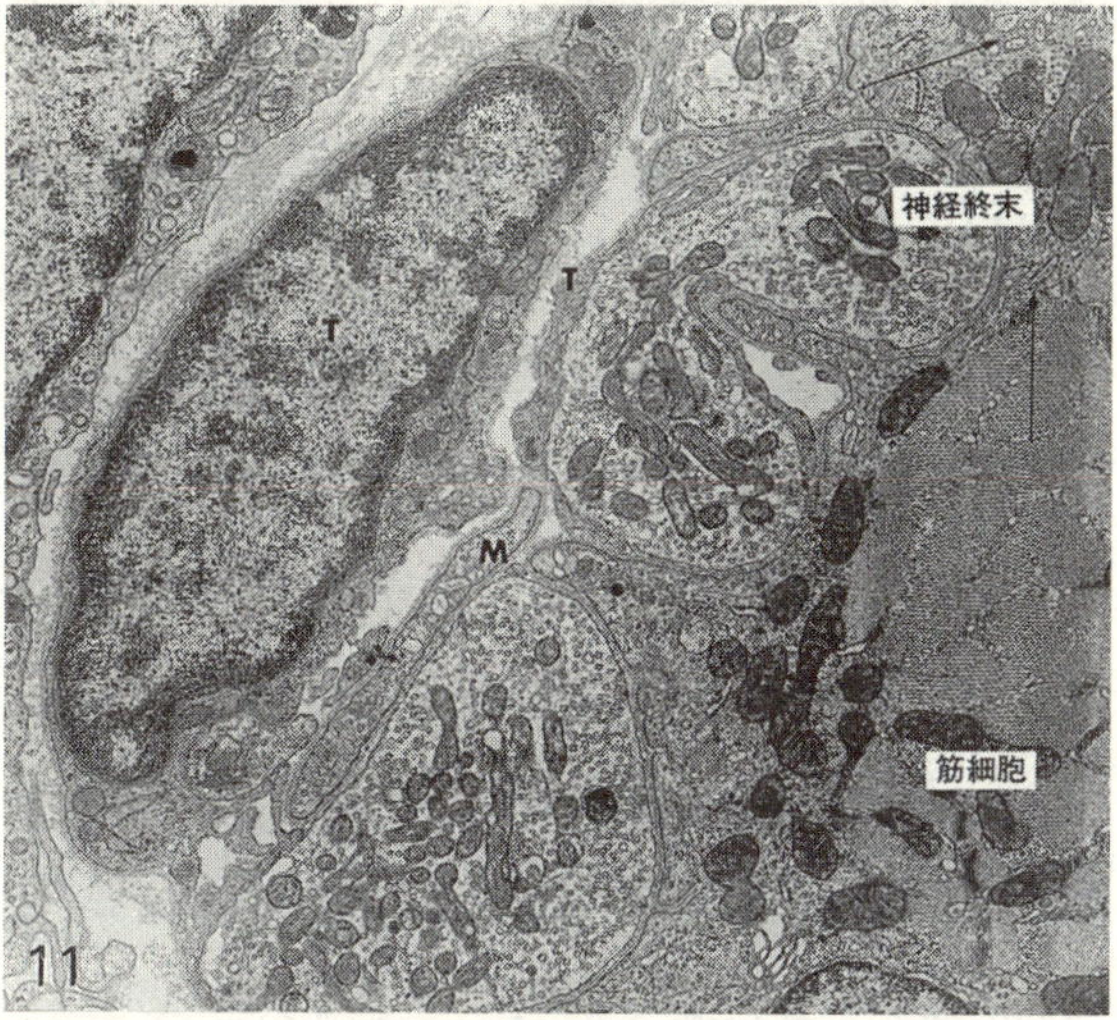

上の図の１つ１つの濃い部分が、筋細胞の断面である。細長い筋細胞のたばを、横に切っているから、こんなふうに見える。一部の筋細胞の断面に付着している、色の濃い部分は、神経の末端である。右は、電子顕微鏡で見た、神経と筋の接合部。写真：東京大学医学部

して、からだを分解する。でも、それだけではない。じつは生物のからだは、死ぬと、すなわちエネルギーの供給がとまると、自分で「とけて」いく性質も持っているのである。

こうした酵素を、特に腸のなかに出すようになったのが、すい臓の細胞である。すい液のなかには、すい臓の細胞が分泌する、タンパク、炭水化物、脂肪などを分解する酵素が含まれている。これも、普通の細胞が持っているライソソームが、特殊になったものとして、理解できるのである。

胃の壁にある胃腺、そのなかの細胞も、消化酵素を出す。これはペプシンという、タンパクを分解する酵素である。ところが、胃の壁を作る細胞も、多くのタンパクを持っている。元気なときには、胃の細胞は、ペプシンの作用を受けない。ライソソームの膜と同じことである。でも、なにかが起こると、胃の壁の細胞が、急にペプシンでとかされてしまうことになる。これが胃潰瘍である。胃の壁がとけて、穴があく。

でも、べつに、こわがる必要はない。昔の人、たとえば夏目漱石は、胃潰瘍で死んだ。いまでは、胃潰瘍で死ぬ人は、まずいない。それも、手術をしなくても、薬をのめば、ほとんど治ってしまう。なぜ、胃の壁が急にとけるのか。よくはわからない。でも、神経が関係していることは、まちがいない。胃潰瘍というのは、このように胃

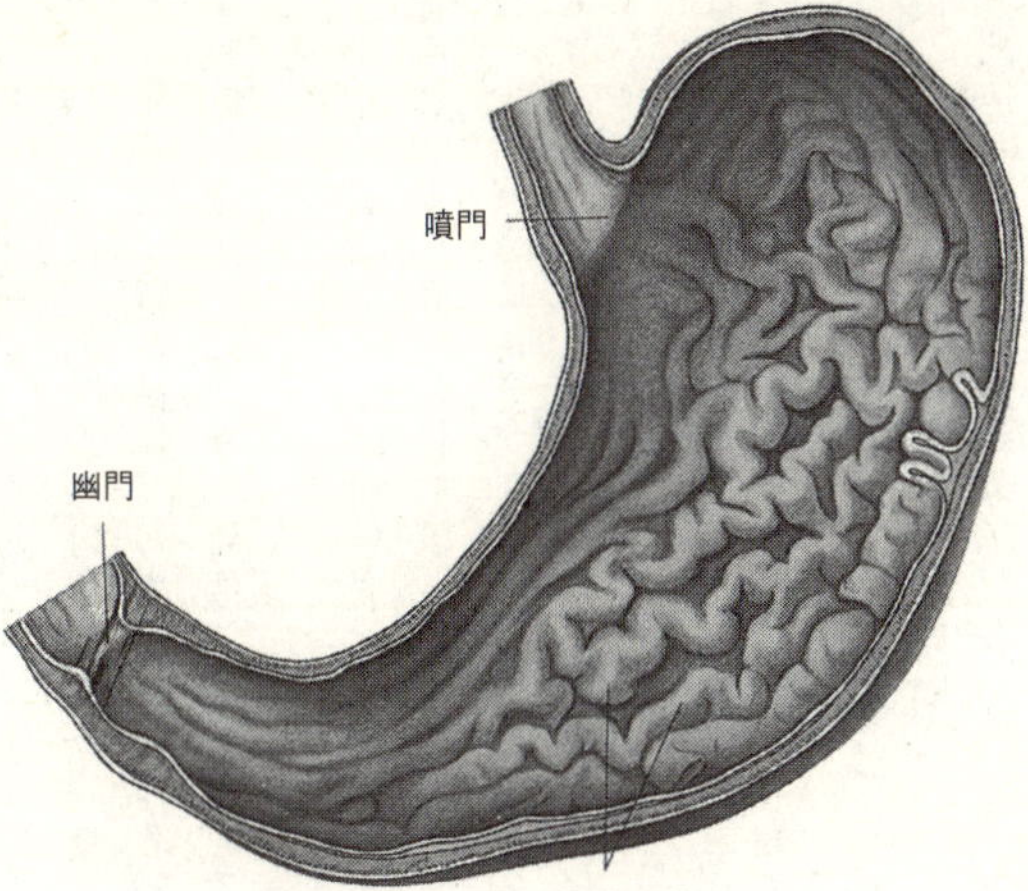

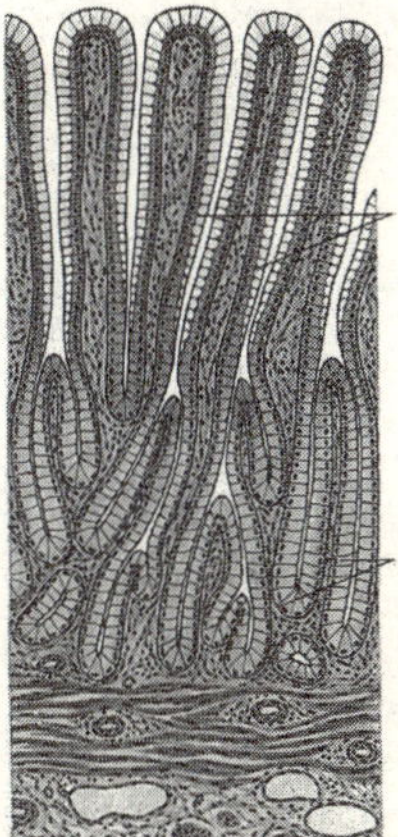

胃の内面を示す。左は、顕微鏡で見た、出口に近いほうの胃の壁の断面。

に症状が出る病気だが、原因は脳にあるらしい。

ネズミをヒモでぐるぐる巻きにする。そのヒモで、ネズミをブラ下げて、氷水をはったバケツに、何回かつける。そういう意地悪を数回やって、すぐに胃を開いてみる。そうすると、胃の粘膜、つまり内面のあちこちに、出血しているのがわかる。これが、実験的にネズミにできる胃潰瘍である。ストレスを加えるだけで、こういうことが起こる。

細胞に骨はあるか。硬い骨はない。でも、骨に相当するものはある。それを、細胞骨格という。細胞の骨格は、線維状につながったタンパク分子や、細長い管状につながった分子からできている。こういうものの並びかたや、数によって、細胞の形がおおよそきまってしまう。だから、細胞骨格なのである。

筋肉はあるか。それに相当するもの、それは必ずある。細胞のなかでは、いろいろなものが動く。それを動かすための装置、それも細胞は、必ず持っているのである。じつは、細胞が自分のために、普通に持っている運動の装置、その装置だけを、特によく発達させたのが、筋肉の細胞なのである。筋肉の細胞だけが、特別に動く性質を持っている、というわけではない。

細胞には、もっと大切なものがある。それは核と呼ばれる。このなかには、遺伝子が入っている。遺伝子には、細胞がどういうタンパクをつくるか、いつ分裂するか、どうやって同じ遺伝子をまたつくるか、そういうことを決める、大切な働きがある。遺伝子がどういう物質か、それは、いまではよくわかっている。タンパクでも、脂肪でも、炭水化物でもない、核酸という物質である。略語では、DNAと呼ばれる。いまではこれで十分に通じる。

細胞は、核からの指令をうけて、タンパクを合成する。このための装置を、ほとんどの細胞が持っている。どのようにしてタンパクが合成されるか、その筋道も、最近はずいぶんくわしく知られている。ここではこれ以上説明しないが、いずれそれを勉強する機会があるはずである。

細胞と分子

細胞をつくっている大切なもの、そのほとんどを、いまでは分子として取り出すことができる。分子のことばで、細胞を説明するのが、いまの分子生物学である。ただし、細胞にくらべると、分子はきわめて小さい。水の分子が目に見えるようにして、細胞を絵に描くと、水の分子を一ミリの大きさで描いても、細胞の大きさは、一辺が

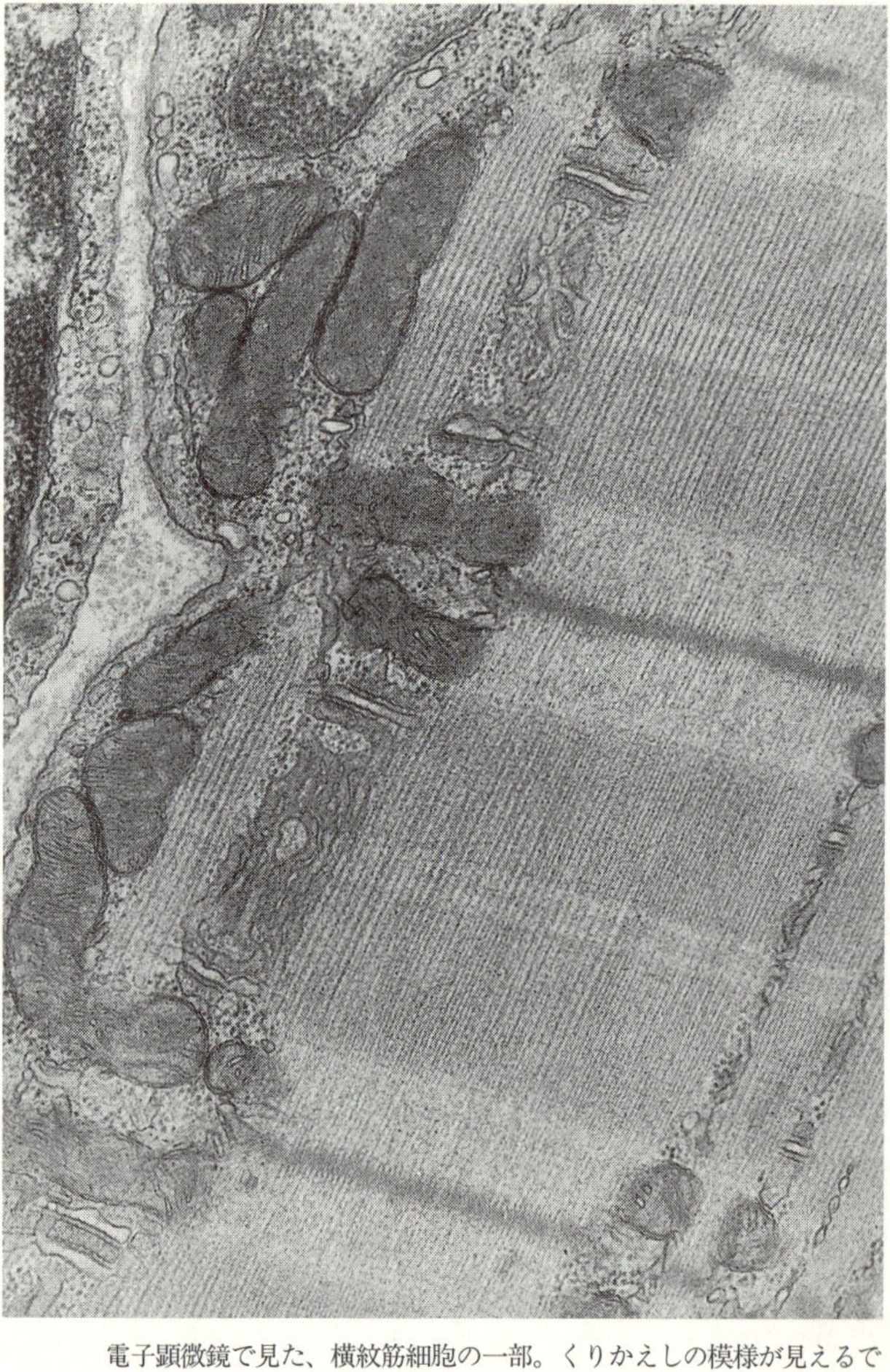

電子顕微鏡で見た、横紋筋細胞の一部。くりかえしの模様が見えるであろう。写真：東京大学医学部

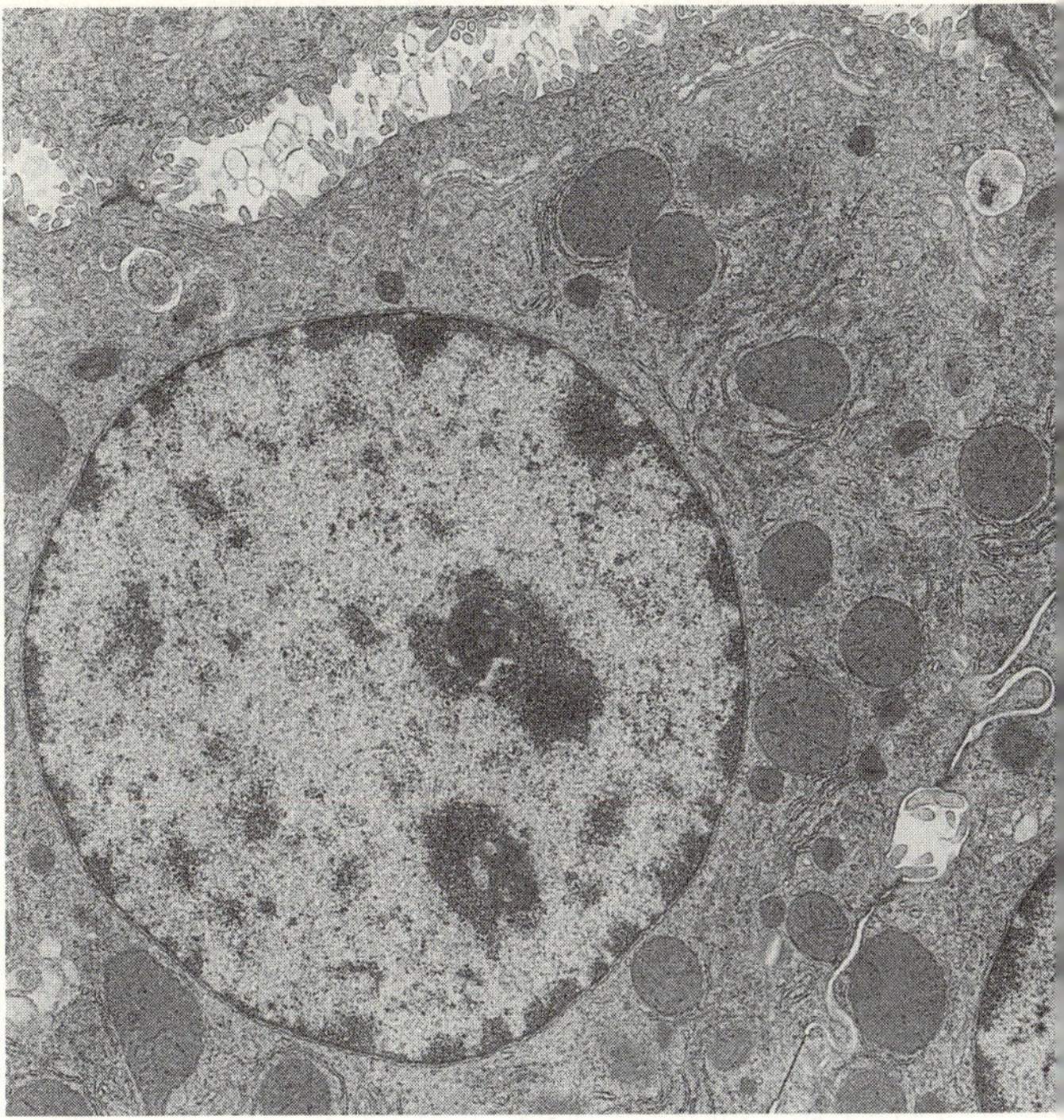

電子顕微鏡で見た、肝細胞の一部。丸い大きなものが細胞の核。ミトコンドリアがたくさん見える。写真：東京大学医学部

五百メートルの立方体になる。そのなかに、タンパクの分子だけで、約一万種類ほど、入っているらしい。その細胞が、十兆の桁数集まったのが、人体である。人体を分子の集まりとして考えるのが、いかにたいへんか、おわかりだろうか。水分子を一ミリの大きさで描くと、人体は一万キロメートル近くになってしまう。

単位を小さくすると、ものごとが精密にわかる。そういう気がする。でも、なかなかそうはいかない。右の計算のように、小さいことがよくわかってくると、全体を調べることは、かえってたいへんになってしまうのである。これが、現代の科学の弱点である。

部分はくわしくわかるが、そのぶん、かえって全体はボケてしまう。天井を虫メガネで見たら、それだけ大きく見える。顕微鏡で見れば、もっと大きく見える。それと同じことである。全部見ようと思えば、顕微鏡では見きれなくなってしまう。手間がどんどんふえるのである。

遺伝子をつくっている物質は、すでに述べたように、DNAである。これは、面白い性質をいくつか持っている。

第一に、DNAは、長いヒモ状の分子である。しかも、二本のヒモが、たがいにラセン状に巻きついてできている。

第二にこのヒモは、アデニン（A）、グアニン（G）、チミン（T）、シトシン（C）とよばれる四種類の塩基分子が、適当な順序に、一列に並んでできたものである。だから、DNAの分子、すなわち一本のヒモは、A、T、G、Cの並びかたで、すべて書けてしまう。

第三に、アデニンとチミン、グアニンとシトシンは、二本のヒモがあるときに、互いに向かい合って、軽く結合する性質がある。だから、二本のヒモでは、片側のヒモにAがあれば、反対側のヒモには、その位置に必ずTがある。

このことから、DNAが自分と同じ分子をつくることができることが、かんたんに理解できる。二本のヒモをゆっくりほどくと、A—T、G—Cの組み合わせしか、出てこないからである。Aが出てきたら、Tを結合させ、Gが出てきたら、Cを結合させる。こうしてじゅんぐりに、ヒモをほどきながら、ほどいた部分に、ATGCをつけていくと、ほどき終ったときには、もとと同じ二重のヒモが、二本できていることになる。これをDNAの複製という。

めんどうくさくて、よくわからない。

それならそれでいい。いずれわかる。

それより、こうしたATGCが、ヒトの遺伝子では、どれだけの数並んでいるのか。

じつは、約三十億対。

どういう順序で、ATGCが並んでいるか、この三十億対を全部調べてしまおう。それが、ヒューマン・ゲノム・プロジェクト、つまりヒト・ゲノム・計画である。ゲノムとは、ある生物種が持っている、遺伝子の基本的な組み合わせのことである。

全部調べると、なにがわかるのか。ATGCCTGAGGCTGGGA……という文字が、三十億並ぶ。

それだけ？

うん、それだけ。

それで、なにがわかるの。

いろいろなことが、わかるはず。

でも、三千万を調べるのに、一日かかったとすると、三十億では百日かかる。だから、一日で三十万調べるとすると、一万日いる。つまり、約三十年。それなら、十か所でやれば、三年。一日三万を、百か所でやれば、やはり三年。ともかく、えらく手間のかかる仕事である。

それで一人のヒトの遺伝子が、やっと全部読める。人はそれぞれ、少しずつだが、遺伝子の配列が違っている。それは、後でゆっくり、調べたらいい。

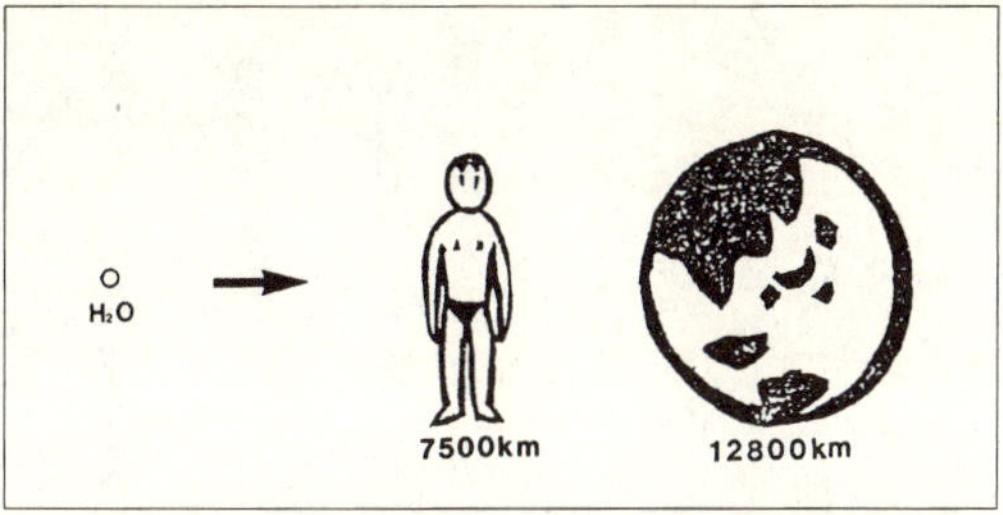

分子と人の大きさを比較したもの。水分子の直径を 1 mm で表わすと、150cm のヒトの大きさは、7500km にもなってしまう。

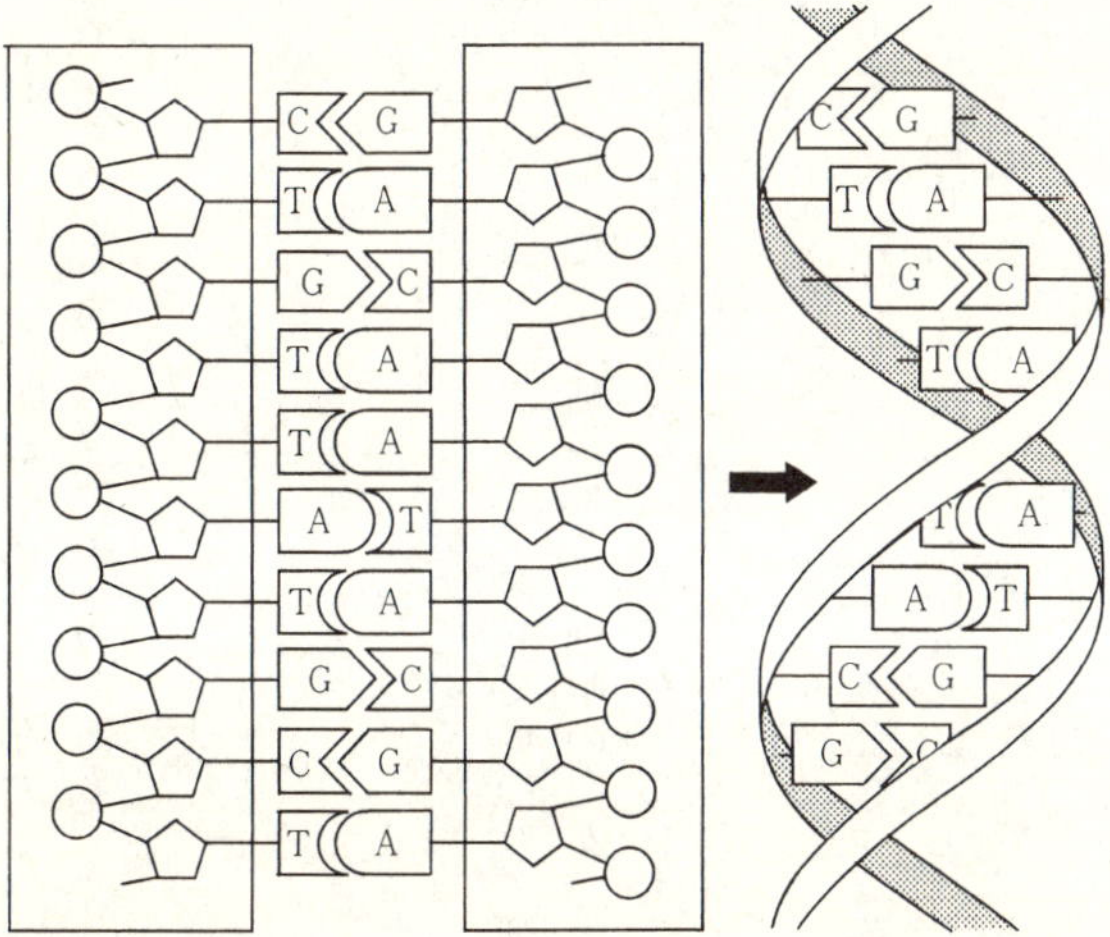

DNA の構造。A と T、G と Cが、向かい合って、結合している。全体としては、二重ラセンの DNA 分子をつくる。

要するに、分子という小さいものを基準にして、人間という「大きな」ものを調べようとすると、「遺伝子を読む」だけで、ものすごくたいへんなのである。それが、いまの分子生物学がやっている仕事。

からだと細胞

髪の毛は、細胞でできているのか。そのとおり。しかし、髪の毛をつくっている細胞は、核が失われ、ものの出し入れや、呼吸も、もはやほとんどしていない。死んでいる、といってもいい。残っているのは、厚くなった細胞膜と、細胞のなかにある、硬ケラチンというタンパクである。髪の毛を顕微鏡で見ると、ケバだって見える。そのケバ一つが、細胞と細胞の境である。このケバは、毛の先のほうに向いている。だから、毛を逆にしごくと、すべりが悪いのである。

皮膚の表面の細胞も、毛と同じ。ほとんど死んでる。これが、アカとなって落ちる。髪の毛の細胞とちがうところは、髪の毛の細胞のようには、細胞同士が、しっかりとくっついていないことである。だから、いくつかくっついて、アカになって、パラパラと落ちる。皮膚の細胞が、髪の毛のように、互いにしっかり、くっついている場合

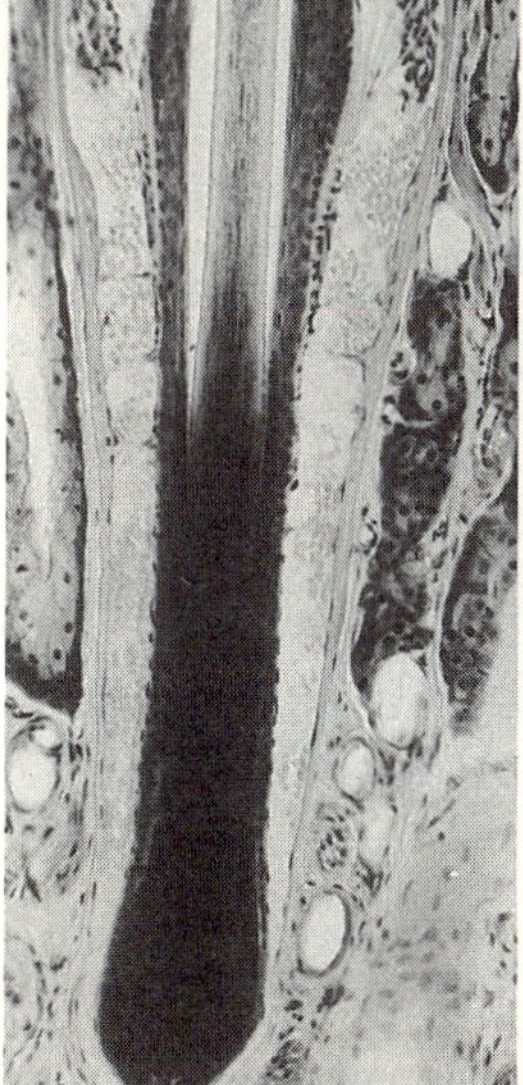

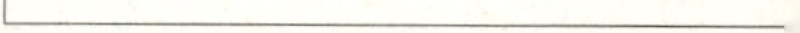

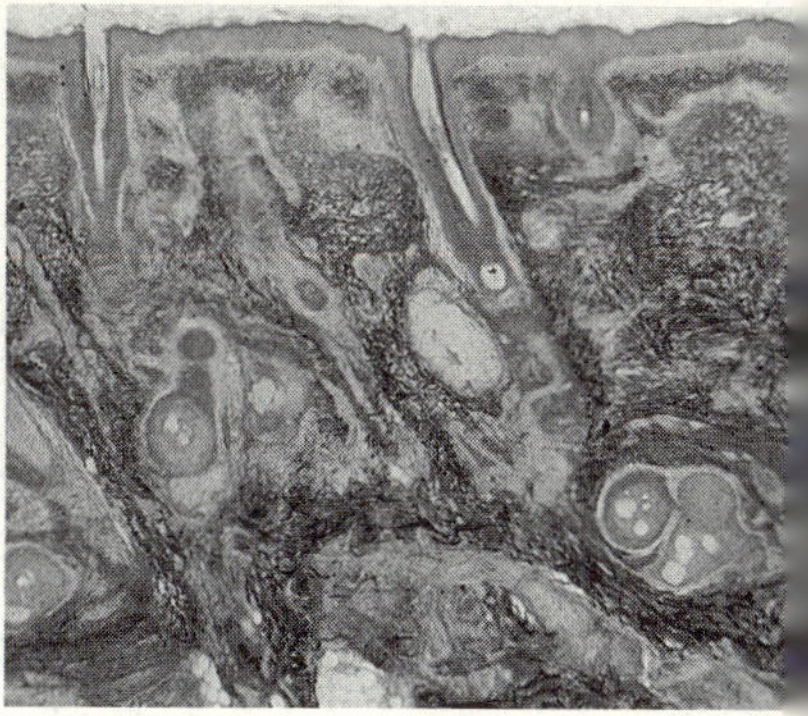

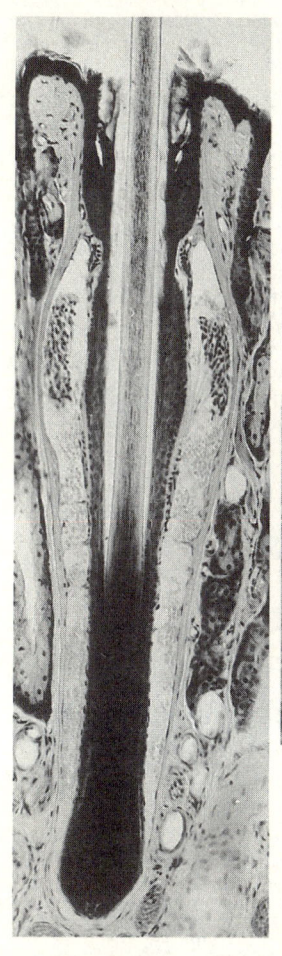

右上は、骨細胞。細い突起を出して、たがいに連絡している。細胞や突起は、硬い骨質の中の「穴」に入っているのである。左は、ネズミのヒゲ。ふつうの毛にくらべるとはるかに太く、根本に血管があるが、毛そのものの構造はほとんど同じである。右下は、唇の皮膚を顕微鏡で見たもの。

があることは、ヘビのぬけがらを見るとわかる。ヘビはヒトのように、ねんがら年中、のべつアカを出すような、きたないことはしない。きまった時期に、いっぺんにアカを出す。つまり、皮をぬぐ。

皮膚にしても、髪の毛にしても、細胞は落ちた分だけ、普通は増える。髪の毛のもとの細胞が増えなくなると、ハゲてしまう。落ちたぶん以上に増えると、皮膚であれば、皮膚がどんどん厚くなってしまう。落ちても、その分だけ増えなければ、皮膚はどんどん薄くなるはずである。そういうことは、普通起こらない。だから、落ちた分だけ、増えていることがわかる。

なぜ、落ちた分だけ、増えられるのか。どれだけ増えればいいか、どうして、それが細胞に、わかるのか。これはなかなか難しい。簡単には、答が出ない。ただ、ガンの細胞は、そういう規則に従っていない。ただむやみに、増える一方なのである。だから、困ってしまうのである。

骨も細胞か。これはちょっと、事情がちがう。もちろん、骨のなかには、たくさんの細胞が入っている。しかし、あの硬いところは、細胞の外にある、リン酸カルシウムの結晶と、膠原線維なのである。つまり、骨をつくっている細胞が、自分の外に、骨のもとをつくる線維と、結晶の種になるものをつくりだす。そこにリン酸カルシウムが沈着して、骨となる。だから、骨をうすく切って、顕微鏡で見ると、ゲジゲジの足みたいに、いっぱい突起を出した、骨細胞が見える。細胞のあるところには、あの硬い骨質はない。つまり、骨細胞のあるところは、硬い骨のなかの、小さな「穴」として、残っている。

目で見ると、骨は全体がコチコチで、穴など、とてもなさそうに見えるであろう。しかし、あのなかには、骨細胞だけではなく、血管も神経も入っている。よく見れば、骨のあちこちに、小さな穴が見つかる。それは、目に見えるものであれば、たいていは血管の通り道である。恐竜の化石、あれはもちろん、恐竜の骨である。その化石をうすく削って、顕微鏡でのぞく。そうすると、ちゃんと骨細胞のいた穴が残っているのが見える。

こうして、見たところ、とても細胞とは思えない部分も、ヒトのからだは、やっぱり細胞からできているのである。

第8章　生老病死

死ぬこと

生物の特徴で、大切なことが一つある。それは、「死ぬ」ということである。もっとも、なかなか死なない。そういう動物もないことはない。クマムシという小さな動物である。この動物は、乾くと、カラカラになる。でも、水につけると、もとにもどって、動きだす。凍らせると、コチコチに凍る。でも、とかすと、もとにもどって、また動きだす。そうはいうものの、燃やしたら、死んでしまう。

どういう生物も、いずれ死ぬ。しかし、考えてみると、それなら、生物はいなくなるはずである。ところが、いなくならない。なぜか。当然のことだが、子どもをつくるからである。

じゃあ、なにが生き残っているのか。

第一の答、それは遺伝子。遺伝子とは、DNAのことである。すでに、そう説明した。第二の答。それは、生殖細胞である。

生物がいなくならないのは、子どもをつくるからである。その子どもを、いちばんのもとにたどっていくと、なにになるか。卵子と精子が受精した、受精卵。だから素直に考えれば、生物が連続しているのは、生殖細胞が生き残るからである。

生殖細胞じゃなくて、遺伝子じゃないの。

遺伝子は、DNAという分子。DNAの分子だけが、この世界にブラブラしていても、なにもできない。

でも、DNAという分子は、自分とまったく同じものをつくるじゃないか。

自分と同じものをつくるといっても、そのためには、細胞という装置がいる。いくらDNAでも、自分だけでは、なにもできない。DNAが自分と同じものをつくるには、細胞のなかにいることが必要なんだよ。

細胞だって、「自分だけで」生きているわけではないでしょうが。まわりに、生きていくための環境がなければ、死んでしまうじゃないか。細胞だって、環境のなかにいることが、必要なはずだ。

ウーン。だから、細胞は、いわゆる自律性を持っていて……、というふうに議論をしていくと、話がややこしくなる。

ともかく、分子でいえばDNA、細胞でいえば生殖細胞が、生き延びる。おかげで、生物はいなくならないで、生き続けているのである。

そういう面から見れば、だれであれ、それぞれの個人は、遺伝子を運ぶ、あるいは生殖細胞を運ぶ、運び屋なのである。そういう運び屋を、「個体」という。君たち一人一人は、そのつもりはないだろうが、運び屋である。ほとんどのDNAも生殖細胞も、君たちが死ねば、いっしょに死ぬ。ただし、そのなかで、「子どもになった生殖細胞」だけが生き延びる。そういう見方もできるのである。

そういう見方をすれば、個体は使い捨てである。だから、個体は寿命が来ると死ぬ。

細胞はなぜ死ぬか

どうして細胞は死ぬのか。老化するからである。それなら、老化しないようにすればいい。

そうはいかない。なぜか。老化する原因は、さまざまである。べつな言いかたをすれば一つではない。でも、ともかく、育つことは、老化することなのである。君たちはどんどん育つ。それを続けると、そのまま老化という過程にはいる。つまり、育つことと老化することとは、同じ規則に従っているのである。途中で線は引けない。

そんな。育つことは、大きくなることで、老化というのは、だんだん縮んでいくことじゃないか。

そこに区別を置きたいなら、勝手にそうすればいい。でも、生まれてしばらくすると胸腺は小さくなり、大人になったら、もうほとんど見つからない。生まれてまもなく、老化をはじめる。胸腺は、もっとも早い時期に老化がはじまる器官といってもいい。

それだけではない。胎児のなかで、つまり子どもがお母さんのおなかの中にいるあいだに、死んでいく細胞もたくさんある。そういう細胞は、死ぬようにプログラムされているのである。つまり、いわば時限爆弾を持っていて、自分の役目が終ると必ず死ぬ。そういう細胞が死ぬことによって、発生がうまく進行する。死ぬことも、役目の一つである。死んでしまえば、もはやもとにもどせないから、発生、つまり子どもが育つ過程は、どんどん先に進むしかない。どんどん先に進めていくと、しまいには老化して、最後に死ぬ。いったん動きだしたら、止まれない。動き続けるしか、ない。

じゃあ、爆弾が破裂しないようにすればいい。だから、そうすれば、発生つまり発育が進行しない。いつまでたっても、大人にならない。じゃあ、大人にならなくてもいいよ。そうはいかない。おなかの中の状態から、だんだん大人になっていく、その過程を止めることはできない。

もちろん、完全に凍らせてしまえば、別である。凍ったままで、ずっと長持ちする。ただし、凍ったままなら、生きて動くというわけにはいかない。

じゃあ、破裂しない細胞、壊れない細胞はないの。いい質問です。それが、生殖細胞なのです。

受精卵が分裂して、細胞の数が増える。ある程度増えると、生殖細胞が、ほかの細胞から分かれるのである。ほかの細胞はなにになるか。君になる。つまり個体になる。個体になる細胞を、体細胞という。体細胞は、数も分裂でどんどん増えるが、それと同時に、さまざまな種類に分かれていく。皮膚、筋肉、神経、肝臓、などなど。これを細胞の分化という。生殖細胞は、生殖細胞にしか、ならない。卵子か精子にしか、ならないのである。

体細胞と生殖細胞がいちばん早く分かれるのは、ウマカイチュウだと言われている。ウマカイチュウとは、ウマの腸のなかに住んでいる寄生虫である。ウマカイチュウの受精卵は、最初の分裂で二つに分かれると、その一方が将来の体細胞となり、もう一方が将来の生殖細胞になるという。

まとめると、こういうことである。受精卵は分裂して細胞を増やすが、そのうちに、

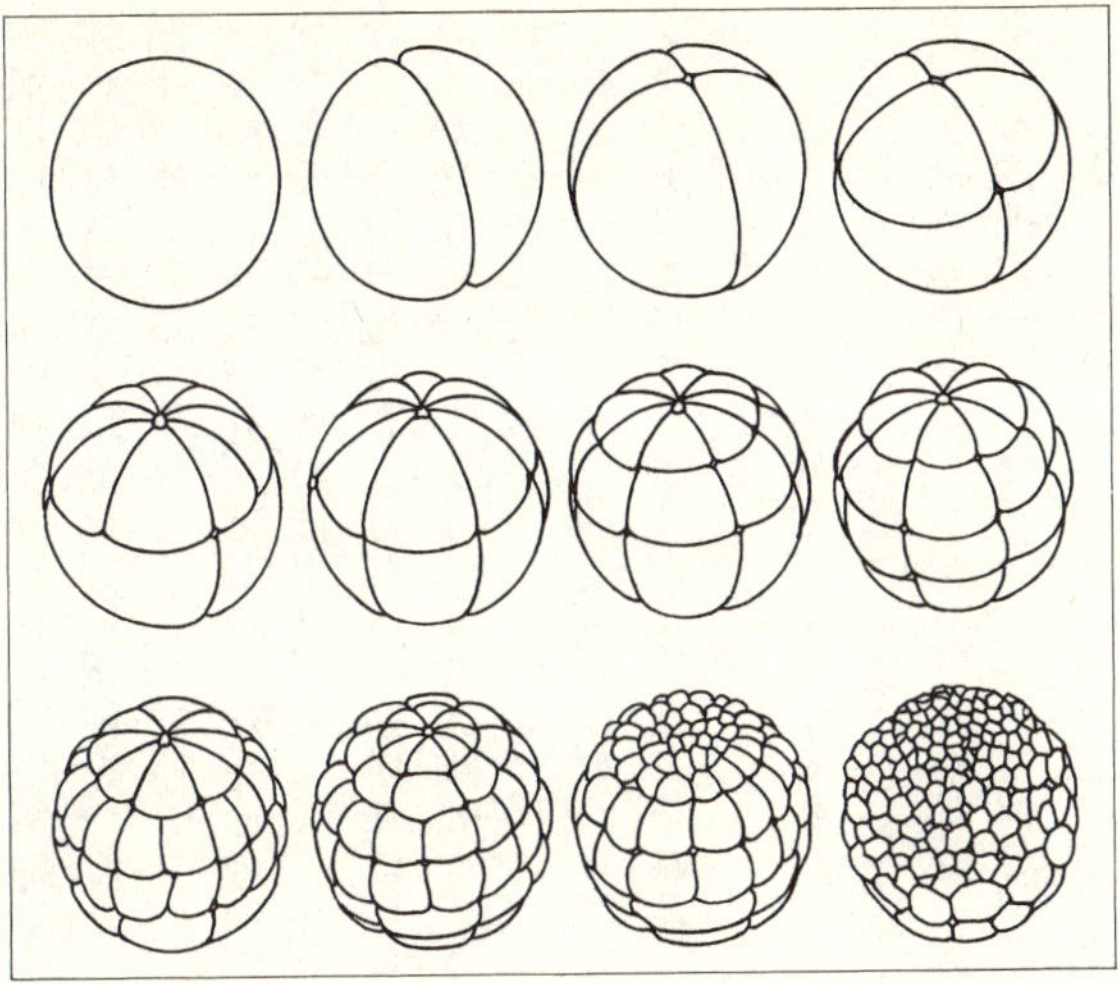

受精卵が分裂していく過程。こうして細胞の数が増え、それからさまざまな種類の細胞が分かれていく。

生殖細胞と、体細胞が分かれる。生殖細胞は、受精して次の世代をつくる。しかし、体細胞はさまざまに分化して個体をつくり、いずれ死んで、滅びてしまう。それが、個体の死である。

体細胞は、なぜ死んでしまうか。その一つの理由は、どこかで分裂が止まってしまうからである。普通の細胞は、最大限、五十回か六十回分裂すると、もはや分裂できなくなる。分裂できなければ、いずれは壊れてしまう。なぜなら、細胞のなかにも、ゴミがたまるからである。とかすことができるゴミならいいが、とかせないものも、細胞のなかにたまる。

神経細胞は、もう分裂しない。だから、こういう細胞のなかには、年に約一パーセントのわりあいで、ゴミがたまるとされる。それなら、百年たてば、神経細胞のなかはゴミばかりになってしまう。

分裂しても、その回数に限度がある。分裂しなくても、次第にゴミがたまる。体細胞は、だから、「使い捨て」だといったのである。その意味で、絶えず新しくなるのは、生殖細胞である。しかも、生殖細胞の分裂は、減数分裂といって、体細胞の分裂である体細胞分裂とは、かなりやりかたが違う。細かい点をここで述べる必要はないが、細胞の分裂そのものが、体細胞と生殖細胞では、違っている。こういうところにも、体細胞が老化する、一つの原因があるらしい。

機械としてのからだ

生きものはしばしば、病気になる。医学はそうした病気を取り扱う。医学が病気を治すとは限らない。治せない病気もあるからである。すでに述べたように老化も、人によって早い遅いの違いはあるが、防ぐことはできない。

病気は、からだの故障だ。いまでは、ほとんどの人がそう考えていると思う。でも、それは、人間のからだを「機械として」見る見方である。からだが故障することによって、病気になり、死ぬ。すでに述べたように、そういう考えかたは、じつはずいぶん新しいのである。西洋でも、ここ二百年ほどのことである。モルガーニのように、もっと早くから、それに気がついていた人も、もちろんある。

人間のからだと、機械とは、どこが違うだろうか。

人間は心を持っている。機械には、それがない。これが、一つの答。

機械は、人間が作ったものである。自分で判断して動くわけではない。これが、もう一つの答。

この二つの答は、どちらも十分には、満足なものではない。なぜなら、コンピュータや、それを組み込んだロボットがあるからである。コンピュータやロボットは、やりかたのわかっていることであれば、君よりもうまくやる。碁だって、将棋だって、君よりも強いかもしれない。

でも、感動したり、怒ったりはしない。確かに、そうかもしれない。でも、そのフリをさせることができないだろうか。怒ったフリをするのは、ほんとうに怒っているのとは違う。そうだろうか。友だちが、君に対して怒っているとする。本当に怒っているのか、フリをしているのか。そのフリに、だまされることがあるはずである。機械だって、同じではないだろうか。

フリであるか、本当に怒っているか、それを知っているのは、本人だけである。俳優さんのように、ものまねがうまい人だったら、自分で怒っていると「思い込む」ことすら、できるかもしれないではないか。コンピュータが進歩して、普通の人なら怒るに違いない、そういう状況では、コンピュータ「らしく」怒る。そういうふうに、コンピュータを設計できないこともないであろう。

機械と人間の違い、これを考えるのは、案外難しい。たとえば、人工臓器というものがある。人工心臓なら、いままでは、ヤギのような実験動物につけてやれば、一年以上もヤギを生かすことができる。人工心臓が完全なものになれば、心臓はいらない。そういう可能性が、ないわけではない。すでに腎臓は、その代わりをする人工透析装置があって、不便ではあるが、腎臓がまったく働かない人たちを、機械の力で助けることができる。

ただし、機械が故障したら、人間が助けてやらなくてはならない。人間のからだは、自分で「治る」じゃないか。そうともいえない。本当に自分だけで治るのなら、医者はいらない。

ホラ、ネ。機械と人間の区別は難しい。というよりも、いまの人は、人間のからだを「機械として見る」見方に、すっかり慣れているのである。私だって、それに慣れているから、機械と人間の区別を考えると、自分でも区別が難しいのである。

じゃあ、どう考えればいいか。機械とは、じつは人間の一部なのである。あんな、鉄でできた硬いもの、そんなもの、ボクの一部ではないよ。

そうとも言えない。だれかの車をけっとばす。そばに持ち主がいたら、どうか。カンカンに怒る。それは、その人の足をけとばしたのと、似たようなことである。

人間は、自分の延長として、特にからだの延長として、機械をつくる。機械の簡単なものが、道具である。ナイフは手の延長で、手ではできない働きを持たせたものである。そういう見方をすれば、機械とからだの区別があいまいであっても、べつにおかしくはない。動物だって、同じことである。ビーバーは、木を切り倒して、ダムを作る。あのダムは、ビーバーの一部と言ってもいいのである。多くの動物は、巣を作る。巣は、その動物の一部なのである。別な言いかたをすれば、巣は動物のからだの「延長」なのである。

だから、人間の作った機械を、なにか人間とは特に違ったものと考える必要はない。人間とは違ったものだ、という気がするのはたしかだが、それは君たちが、たとえば切り取った手を一本置いてある、そういうものを見たことがないからである。自分の手を切りとって、それを机のうえに置いておく。それが「自分の一部」だと、思えるだろうか。もともと自分の一部だったのに、そうして置いてあるとすると、自分の一部とは思えない。でもそれは、じつは「そう思えない」だけのことなのである。手であれば、切り取ってすぐなら、もとにもどすことができる。そうすれば、また自分の一部になるのである。

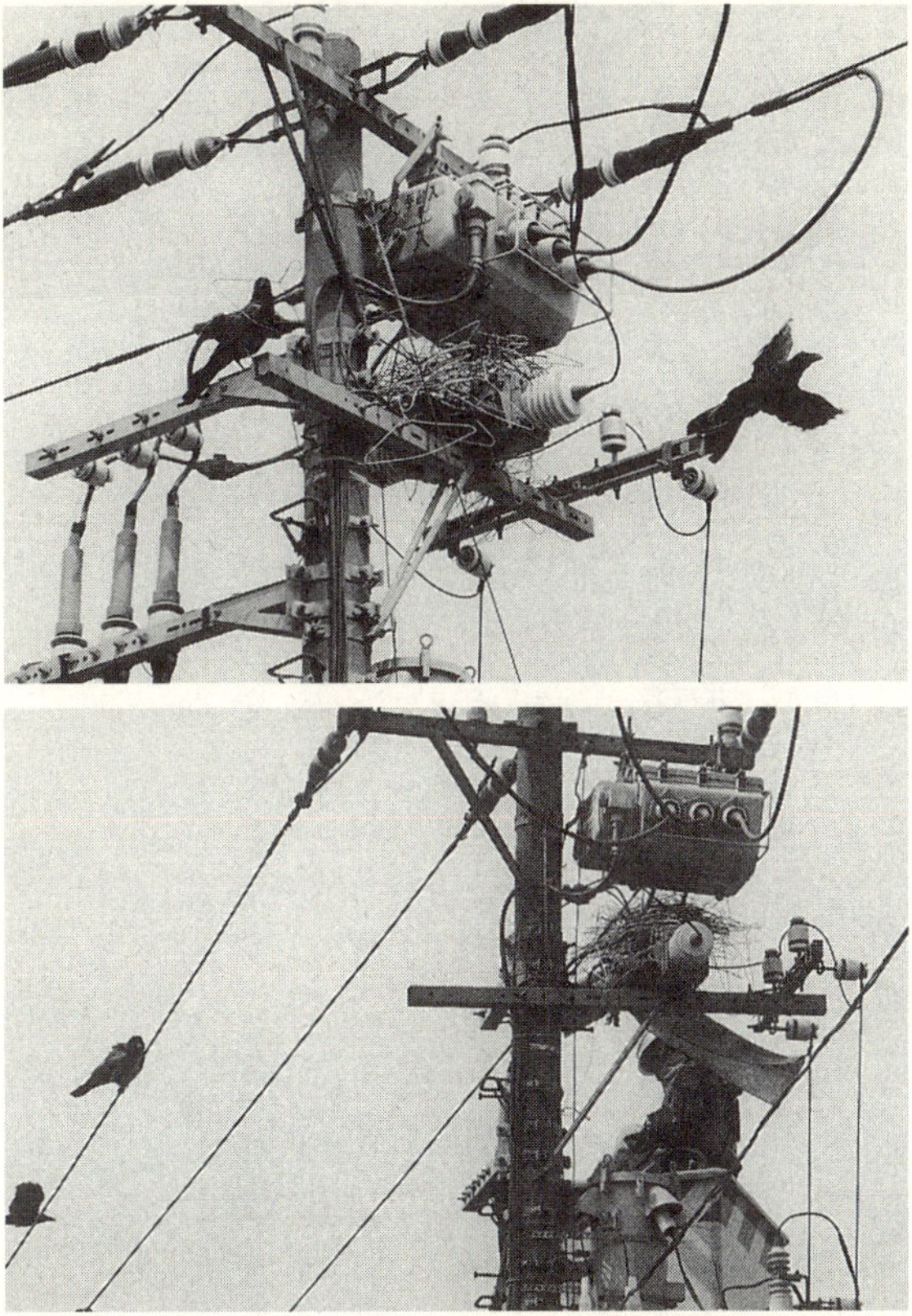

カラスが電柱に作った巣。電力会社が撤去するが、何度も同じ場所に巣を作る。動物の巣は、動物のからだの延長と見なしてよいものである。写真：生田目末吉

器官と組織

機械はからだの延長だと述べたが、からだのなかは、どう分けられるのだろうか。すでに、体性系と臓性系という区分をした。体性系には骨や筋肉や皮膚が属しており、臓性系は内臓だった。この区分では、もちろん、おおざっぱにすぎる。そうかといって、からだは細胞からできているというのも、間違いではないが、細胞は目に見えないから、すこし細かすぎる。

その中間の段階として、器官とか、組織という単位を考えるのが、解剖学の普通のやり方である。器官というのは、あるまとまった形と働きを持つもので、すでに述べた五臓六腑はそのよい例である。心臓、腎臓、肺などは、それぞれを器官といってい い。そういう器官を、働き別にまとめると、循環器系、消化器系、呼吸器系、泌尿器系、生殖器系など、「器官系」としてまとめることもできる。こういう分けかたが、病院の診療科の分けかたにもなっていることは、もう気がついているかもしれない。たとえば、消化器系には、口からはじまって、食道、胃、腸、肝臓、すい臓などが含まれているし、呼吸器系には、鼻からはじまって、喉頭、気管、気管支、肺などが含まれている。

器官というのは、もともとは、いくつかの部品が集まってできた、まとまりのあるものを指している。ギリシャの昔、アリストテレスの時代には、たとえば手を器官と考えている。器官は、バラバラにすると、器官でなくなるのである。なぜなら、手をバラバラにすると、指とか、手のひらとか、手とは別なものになってしまうからである。器官があるまとまりを持っているというのは、具体的には、そういうことだったのである。

それに対して、組織というのは、どこまでいっても、均質なものとして考えられた。早い話が、からだを作っている、材質である。布団だろうが、シーツだろうが、ネクタイだろうが、服だろうが、糸でできていることには変わりがない。そのときの糸あるいは布にあたるものが、組織である。器官とは違って、組織はいわば均質に近いものである。どこをとっても、似たようなつくりをしているのである。糸や布は、どこからとっても、わずかの違いを除けば、要するに糸であり、布であろう。器官のように、バラバラにすると、すっかり違ったものになる、ということはない。

組織には、結合組織とか、上皮組織、骨組織などという区別がある。結合組織とは、からだの「つめもの」のようなものであり、あちこちのすきまを埋めている。上皮組織は、表面をおおう性質があって、皮膚の表面をなしている表皮や、消化管の表面のように、からだが外に接する部分をおおう。

順序からいえば、器官は大きな単位であり、組織はそれより小さく、いくつかの組織が集まって、器官をつくることになる。組織を作っているのは、細胞と、その細胞がつくり出した線維や分泌物である。

こうして、われわれのからだは、見ようによっては器官、組織、細胞、細胞内小器官、分子など、しだいに小さくなる、違った水準の単位からできていると見ることができる。こういう階段みたいなできかたを、「階層性」というのである。

世界が階層になっているというものの見方は、西洋人が得意とする見方である。それがなぜかは、じつはもう説明してある。つまり、アルファベットのせいなのである。でも、その理解は、難しいかもしれない。

西洋では、生物も階段のうえに並べてしまった。いちばん上には、もちろんヒトがある。でも、その上もじつはあって、天使があり、神様がある。神様より上はない。ヒトの下にはサルがあり、イヌがありというぐあいで、どんどん「下等な」生物になっていく。この階段を、「自然の階段」と呼ぶのである。この考えかたは、もちろんいまでは否定されている。しかし、西洋では、人間にまで、こういう階段を置いた時

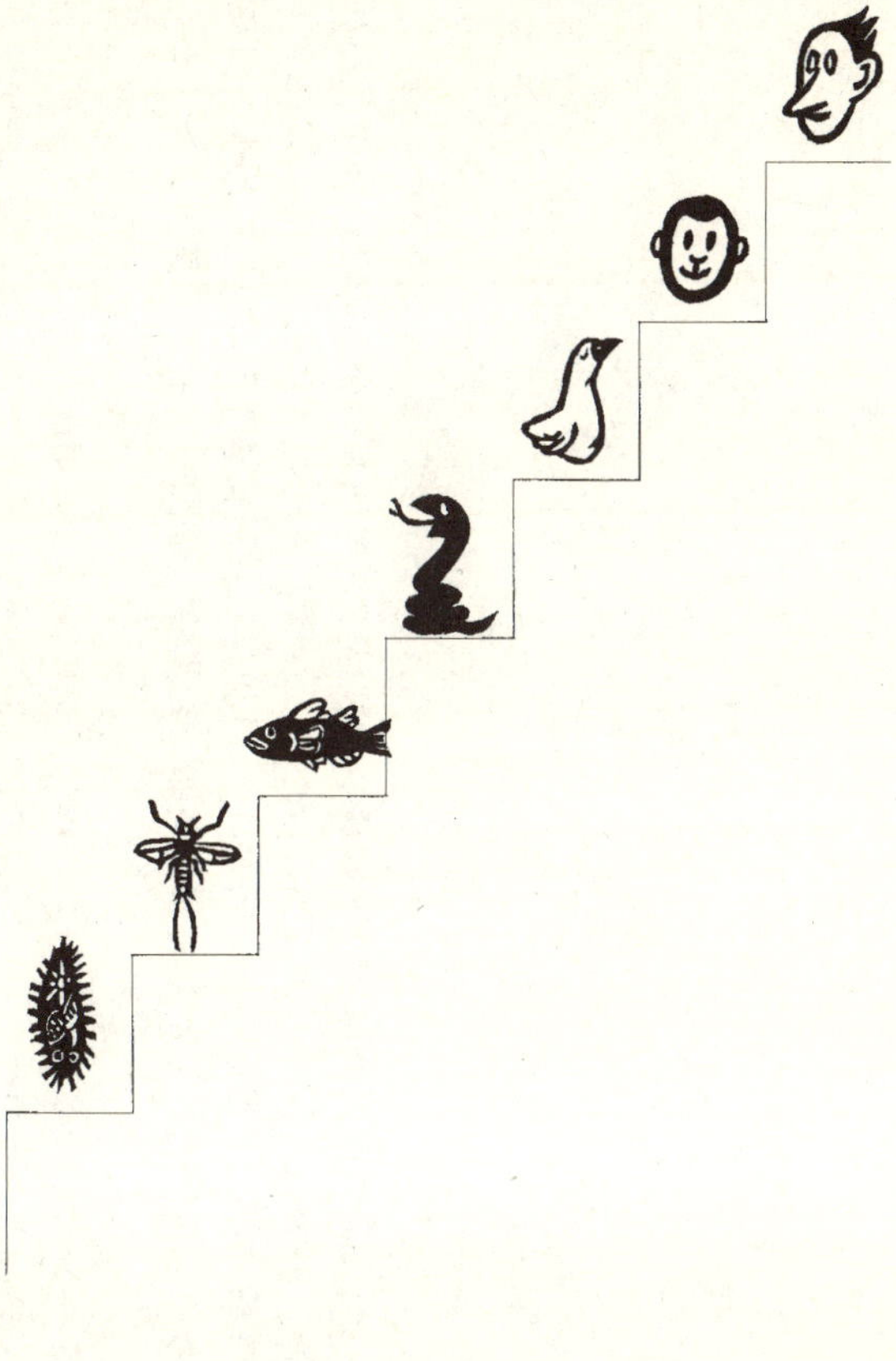

動物の階段。上に行くほど高等だと考えられてきた。

代がある。黒人が下にあって、いちばん上に白人がある。われわれはその間なのである。こういう「自然の階段」の考えなら、いまでも多くの人のなかにあるかもしれない。

分子から細胞、細胞から組織、組織から器官、器官からからからだという「からだの階段」の考えは、「自然の階段」とは違って、いまでもとても強い。私は階段の考えは好きではないが、便利な考えかただということは認める。それに、多くの人がそう考えているのだから、その考えを知っておく必要はある。でも、私はいつも、もっと違った考えもあるのではないか、と思っているのである。

おわりに

心とからだ

からだの話をずっとしてきた。でも、人間には、心がある。からだはともかくとして、心はどうなるのだろう。心とからだの関係は、どうなのか。

これは、昔から議論のある、難しい問題の一つである。哲学ではこの問題を、心身論という。

とはいえ、人は心とからだからできている。そう考えるのが、世界中どこへ行っても、わりあいに普通の考えかたである。

なぜ、そういう考えが、普通なのだろうか。

死ぬときに、からだは残るが、心は行方不明になる。いままで口をきいたり、喜んだり悲しんだり、動いたりしていた人が、まったくなにもしなくなる。でも、からだは、生きているとき、そのままの姿で残っているではないか。

だから、

(生きた人)－(からだ)＝(心)

という方程式ができる。

これを書き換えれば、

(生きた人)＝(心)＋(からだ)

という式になる。

この式はわかりやすい。だから、昔から人気があった。

心というものが独立にあり、からだというものが、それとは別に独立にあって、二つを足すと、生きた人になる。これを心身二元論という。心と身と、その二つがあるから、「二元」なのである。右の方程式は、二元論を示す式である。

それに対して、心もからだも、人というものが持つ違った面であり、心身は本当は一つだという考えかたがある。ちょっと聞くと、難しそうだが、そうでもない。人を心と思ってみれば、心に見える。でも、からだと思ってみれば、からだに見える、と考えるのである。あれにも見えるが、これにも見える。そういう絵があるでしょう。それに似た話だと思えばいい。

じつは、心身二元論は、西洋の伝統的な考えかたである。キリスト教では、二元論の考えをとることが多い。なぜなら、心はからだからは説明できない性質を持ってい

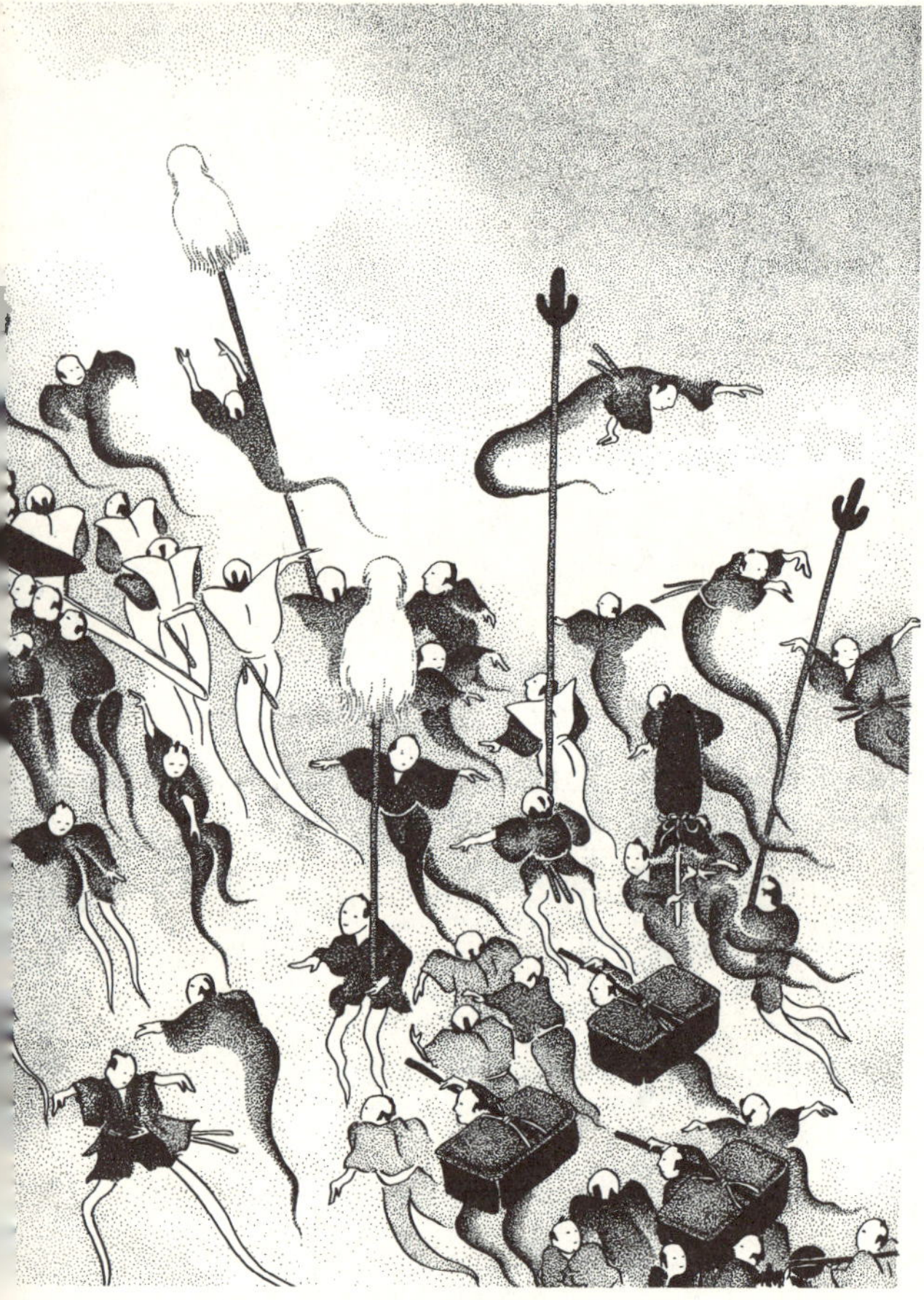

ではなくなって、ただの「人の絵」になるではないか。図版：水木しげる『あの世の事典』(筑摩書房) より。

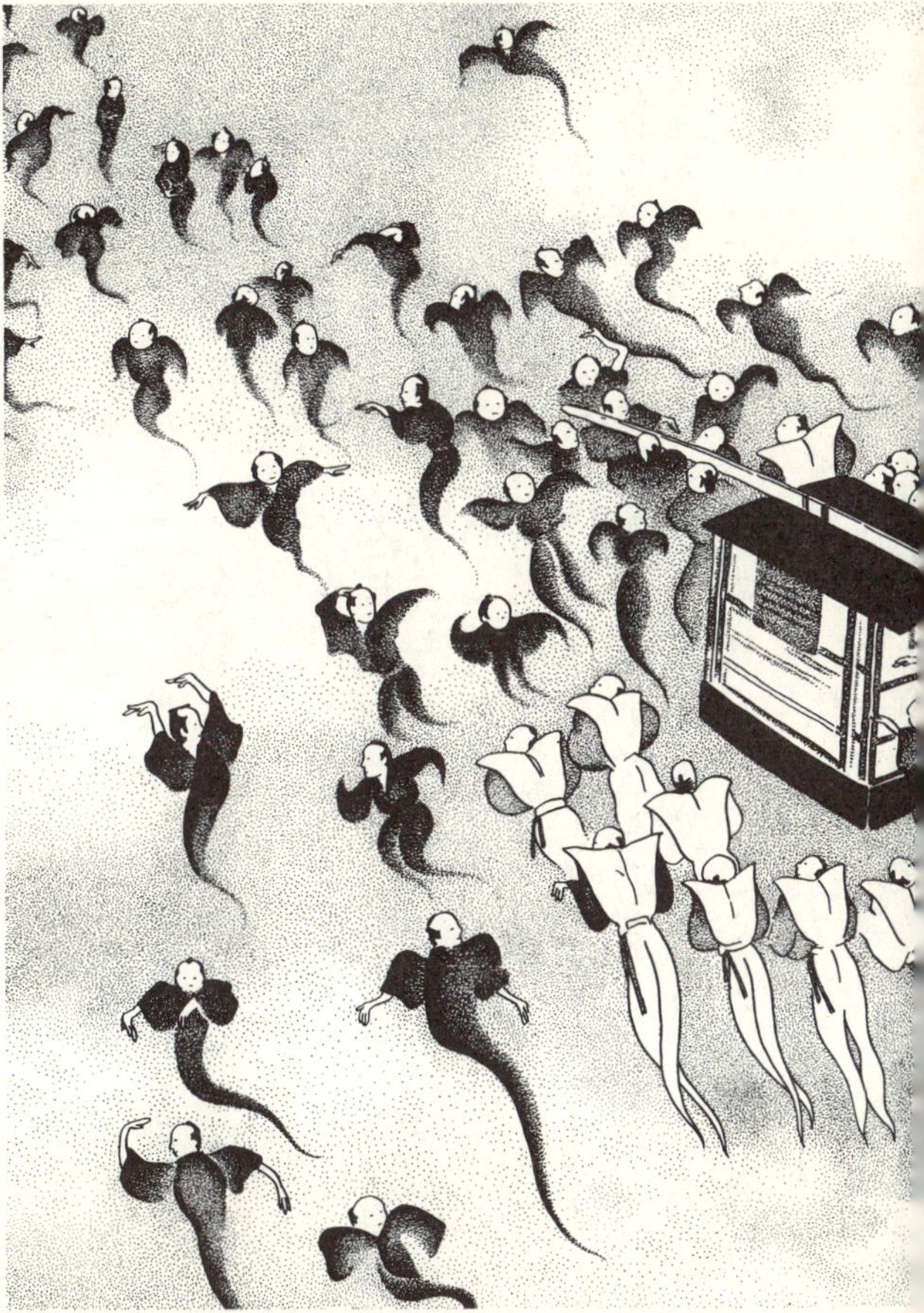

人間が心、つまり動きだけになると、幽霊が生じる。動きは絵に描けないから幽霊の絵には足がない。足をつけたら、幽霊の絵↗

る、と考えるからである。

日本では、古くから心身一元論をとっていることが多い。心とからだは一つのもので、分けられない。しかも、同じ一元論でも、心のほうがからだより大切にされる。

昔の武士は、しばしば腹を切った。これは、「からだは心の言うことを聞きなさい」。そういう意味だとも、とれるのである。それなら、からだよりも、心が大切なのであろう。なにごとも「心がけ」と言わないだろうか。すべては心だ。そういう考えかたなら、それを唯心一元論という。

たとえば、自分とはなにか、それを考えたことがあるだろうか。

もちろん、自分なんて、そんなことはわかっている。自分だけの考え、自分だけの思い出、自分だけの感情。それが自分じゃないの。だから、日本では、心が大切だ、と言ったのである。考え、思い出、感情、それらはすべて、心の一部である。それなら、いま考えている自分とは、心のことだということになる。

だが、待てよ。自分のからだ、これはどうだろうか。自分のからだは、ほんとうに自分だけのものである。ほかの人と、共有することはできない。では、からだも自分なのではないだろうか。むしろ、からだこそ、自分ではないのか。

心といっても、それを友だちに話せば、わかってもらえるのではないか。いまは、わかってもらえないかもしれない。でも、いつか、わかってくれるかもしれない。友だちがわかってくれなくても、だれか、わかってくれる人がいるかもしれない。

自分のからだは、いつかある日、友だちのからだと同じになるか。決してならない。それなら、自分とは、むしろからだのことではないのか。

ことばや感情、それは人間同士が、互いにわかりあえることである。でも、お互いのからだ、これは決して、重なることはない。

少し難しいだろうか。

こうして考えてみると、心とからだの関係は、確かに難しい。日本では普通、自分とは心のことだと考えている。そして、からだは、特別のことがないかぎり、自分として意識されることはない。ただ、自分の「一部」として、なんとなく考えられているのであろう。

心とは、生物学で言えば、なんだろうか。これは、脳の働きである。

脳の働きと言うと、計算問題を思い出すかもしれない。そんなことは、脳の働きのごく一部である。じつは、人間のすること、考えること、それはほとんどすべて、脳の働きなのである。だから、脳が完全に壊れた脳死という状態になると、心臓は動いているが、それでも数日のうちに死んでしまう。脳死の人は、まったく運動はできず、意識はなく、もちろん口もきけない。どんな感情もない。

こういう極端な例でなくても、脳の一部が壊れると、さまざまな障害が起こる。他人の言うことは、ある程度わかるが、自分で話すことができなくなる。これは、運動性の失語症といって、大脳の前頭葉の一部が壊れると生じる症状である。

考えること、口をきくこと、からだを動かすこと、怒ること、感じること、見ること、聞くこと、とにかく、ほとんどすべての、「人としての」活動は、脳の働きである。そうした脳の働きを、われわれは「心」と呼んでいるのである。

心とからだ、この区別をするのも、脳の働きである。だから、脳がそれを分けた、と言ってもいい。そう考えれば、一元論になるのである。

ここから先は、難しすぎるから、もうやめよう。ともかく、人間は心とからだを持っている。からだという面から見れば、その「心」とは脳の働きらしい。そう考えれば、人間をまったくからだの面から見ることもできる。あるいは、自分とは心だ、と多くの人が考えているように、心という面からも見ることができる。どちらの面からも、完全に人間を見ることができるのだから、その意味では、人間は心とからだという二つの面を持つもの、と考えていいのである。

からだを知ることは、広い意味での人を知ることである。右に述べたように、日本では人を知ることを、人の心を知ることだと考えている。人の心を知ることは、たしかによいことだが、人は、心だけでできているのではない。心は、からだがあって、初めて成り立つのである。そういうわけで、からだを知ることは、じつは人を知る基礎である。

これから先、からだについて、もっと知ろうとする気持が起きてくれれば、とてもうれしい。人のことを、昔は小宇宙といった。大宇宙は、普通の宇宙のことである。その大宇宙にくらべて、人という小宇宙は、けして狭くない。まだまだ、いくらでも、探究の余地がある。ここまで書いてきたことは、からだについての話の、ほんの一部にすぎないのである。

あとがき

解剖は残酷だ。いまでもそんなことを言う人がある。そういう人でも、舗装道路を残酷だとは言わない。でも、地面にコンクリートをひいたら、どれだけの生き物がすみかを奪われ、死んでしまうか。

つまりは、知らないだけなのである。解剖のように、すこし目立つと、ああだ、こうだと言われる。そういう社会では、目立たないほうがいい。隠れていれば、無事である。でも、そうすると、多くの大切なことが、隠れてしまうのである。

この本が、からだのことを知ろうとする人の助けになり、さらには、そこから人とはなにか、学問とはなにかを考える入口になってくれればと思っている。

本にするまで、頑張ってくれたのは、筑摩書房の磯知七美さんである。大学の私の部屋に、よく原稿の催促に来てくれたが、彼女にはまだ実際の解剖をやってもらっていない。そろそろ、やってもらったらどうかと思ったりしている。

一九九三年五月

養老孟司

文庫版　あとがき

　この本は懐かしい。解剖をやっていた十年以上も前、筑摩書房に籠《こも》ったか、籠らなかったか忘れたが、ともかく一生懸命に書いた。中学生や高校生を相手に書けといわれたので、そのつもりで書いた。でも、そんなことはムリである。

　近頃は高校生を相手に話をさせられたりするので、よくわかる。私が話をしたって、ほとんど通じない。わかる子がいるのも当然だが、おおかたはなんのことやら、ピンと来ないらしい。それは当然で、私のいうことと反対のことを、たいていは正規に教わっているからである。

　だから結局は大人向けである。でもそれでいいのではないかと思う。子どもにはむずかしいという本ばかり、私は読んできた。いまになってみると、そうではない。大人はわかったつもりになりやすく、子どもはなりにくいというだけのことである。大人向けの本だって、「わかりませんなあ」と読者にときどきいわれる。

それぞれの脳ミソは違うんだから、おたがいに通じなくて当然である。そこをなんとか通じさせるのが文化で、いまの日本が文化を尊重するかといったら、数字を尊重する。毎日タバコを何本吸いますかと、年中訊かれる。何回訊かれたか、数えればよかった。でも私はどっちも数えない。

こういう人は時代に遅れる。解剖をやっていた頃、時代には完全に遅れたと思っていたから、遅れることなど、なんとも思っていなかった。いまでも同じである。勝手に時代が動くだけで、解剖に変わりはない。だから本の中身も、いま書いても、さして変わりはないであろう。でももう書けない。なぜかって、解剖をやめたからである。虫の解剖はするが、これはまた別の世界である。今度書くなら、虫の解剖にする。これが面白くて、またやめられない。解剖というのは、じつは面白いことなのではなかろうか。だからしばしば社会はそれを禁止するのであろう。

二〇〇五年十月　　　　養老孟司

解説　諸行無常の解剖学

南　直　哉

1

死に接することの多さでは、医者と僧侶は双璧だろうと人は思うかもしれないが、それは誤解である。医者だろうと僧侶だろうと、誰も死そのものは経験できない。死は経験可能な現象ではなく、観念である。観念は要するに考えだから、考えることができる限りでしか、つまり生きている間しか、死は存在しない。

実際には、人は死ではなく死体を見る。であるが、丸裸の、文字通りの死体を目の当たりに見る機会のある人は多くないだろう。

現代の僧侶は死体を見ない。見るのは、すでに浄められ、葬式のための装束をまとった「遺体」である。では、この遺体は「死者」だろうか。

実を言うと、私には遺体が死者には見えない。無論生きていると思うわけではないが、生きている人の役を割り当てられた何ものかに見える。

死が絶対経験できない事柄である以上、人はそれを別れにでもなぞらえて納得する以外に仕方がない。葬式のある所以《ゆえん》である。

別れることができるのも生きている人だけだから、それになぞらえるとすれば、葬式の遺体は「生きている人」の役割を負わざるを得ない。母親が「どうして私をおいていっちゃうの！」と涙ながらに取りすがる子供は、彼女にとって本当に「死んだ」のか。

私がありありと死者を見るのは、葬式のときではなく、むしろ死体も遺体も無くなったときである。

法事の席で、子供の頃に死に別れた父親の思い出を、おそらく参列者全員があくびをかみ殺している中、目を宙に据えたまま語り続けている初老の施主、そこに死者がいる。

九州、四国から、沢山の供物を詰めた大きなリュックサックを背負い、体をくの字に曲げて、はるばる下北半島・恐山までやってくる老婆の顔や、そこのイタコに霊魂を降ろしてもらうため、三時間も四時間も待ち続ける人々の行列に、死者はいる。

死は観念として、死者は想いとして、生きていることの中にある。なのに、人は死と生を分けて、別物に考える。だから、あれこれ錯覚する。この錯覚から脱却することが、我々の修行である。それが仏教から私が学んだことなのだ。

2

養老孟司先生（今や養老孟司と言えば、日本人全体の「先生」のような人だと思うので、私もこう呼ばせてもらう）は、死体そのものを見、さらにそれを切ることを職業としていた人である。その人が、死体は「モノ」ではなく、「死んだ人」だと言う。死体を見ることなく、遺体に死者を感じない私には、よくわからない話である。

ところが、さらに先生は言う。死んだ人間がモノならば、生きている人間だってモノではないか、と。ここで初めて私にも見当がついてくる。ひょっとしたら、仏教が言うのと同じことを、先生は別の角度から言っているのではないか。

こういうことを当たり前のように言い切れるのは、決して装われることのない、むき出しの「死体」を見つめる先生の視線が、モノたる体においてのみ「人間」でありうる事実を、深々と照射するからだろう。その先生に死体は、「人間についてあれこれ語る前に、人間であるということの事実を見るべきだ」と、訴えているのかもしれない。

しかし、「事実」を見ることは簡単ではない。人は「事実を語る」と称して、「考え」を語るからである。

先生は言う。人間は言葉で世界を切る。そうやって人間は世界を理解する。同じように解剖学者は人間を切り、人間を理解する。なぜか。それが理解するということであり、人はどうしても理解したいと思うからだ、と。

その通りである。そして人は理解した「事実」だけを語る。理解しなかったことは語れない。当たり前である。その「理解したこと」を「事実そのもの」だと思い込む態度を、仏教では「妄想分別《もうぞうふんべつ》」と言い、「無明《むみょう》」と言う。

先生はそれをよく知っている。だから、自分が「事実」を見る解剖学という方法を、いろいろな角度から、具体的にわかりやすく明らかにする。人体の「単位」を語ってアルファベットにまで及ぶのは、先生の方法に対する意識の恐るべき徹底ぶりを示している。

このようにして、自分が事実そのものを見ることはできなくても、どのように事実を見ているかを可能な限り明確に書くことで、先生はその先の事実の在り処を示そうとする。

その事実を、先生は「自然」と言い、それは「切れていない」と言う。この簡単な物言いは恐ろしい。仏教が「如実知見《にょじっちけん》（ありのままに見ること）」と称して見ようとしたのは、このことだ。

たとえば、禅は、言語に拘束された、というよりも言語そのものとも言える意識を、坐禅という身体行為を通じて操作し、変様させる。そうすることで、言葉で切られ、理解された「世界」を解体しようとする。つまり、我々は坐禅する体によって「自然」を見ようとしている。

先生が仏教と相性がよいように思われるのは、おそらくここ、坐禅にしろ解剖にしろ、体を通じて「如実知見」に到ろうとする方法においてであろう。

「如実（ありのまま）」を語ろうとすれば、自らの方法について意識的にならざるをえないのは、先生も禅も同じことである。禅が「不立文字」などと言いながら、あれほど多くの禅僧の語録が今に伝わるのは、そのせいである。「切れていない」ものを「切ろう」とすることの無理が、そうさせる。だから先生も「でも、私はいつも、もっと違った考えもあるのではないか、と思っているのである」と言うのである。どちらにしろ、もう切れないところを切り続けることで、「切れていないもの」を示すしかないのだ。

3

私は本書をあっという間、二時間もかからずに読んでしまった。それほど面白かったということでもあるが、考え方に馴染みがあったということも大きい。そしてその考えが、鮮やかな手際で明晰に述べられていたことに感嘆した。また、解剖の実際、細胞の仕組みの解説も、それはそれで、ものを知らぬ私には楽しい勉強だった。が、しかし、結局のところ、終始一貫してこの本が私を惹きつけたのは、死体を通じてものを見る先生の視線の、ある種の「質」である。

イタリアルネッサンスの初期にマンテーニャという画家がいて、彼に「死せるキリスト」という作品がある。おそらく誰でも一度見れば忘れがたいものだ。

そこには、十字架から下ろされたイエスの亡骸《なきがら》が、それまでの絵では考えられない、驚くべき構図で描かれている。

寝台とおぼしき台上に横たわる裸体のイエスが、足元から、大きな足の裏を見せつつ、劇的に短縮された遠近法で、まさに死体として描かれているのだ。

こういう絵を、神と教会が支配した中世から人間を解放したルネッサンスを象徴する作品だと、解説するむきもあるだろう。だが、この絵は、イエスも結局は人間だったと言いたくて描かれたものだろうか。

私は違うと思う。画家は、イエスという人間がこの体において「神の子」であるほかなかったことの意味を、描こうとしたのだ。その耐え難さと引き換えの栄光が、両の手足にのこる磔刑《たっけい》の痕も生々しい死体なのだ。この死体なくして、イエスがキリストであることの意味はない。

私は、先生にこの画家と同じ視線を感じる。ただし、先生が死体を通じて見ているのは「神の栄光」ではない。「人間であることの事実」である。

先生は本書の最後で、例によって簡潔明瞭に言う、「心は、からだがあって、初めて成り立つのである」。この「事実」を仏教は、「諸行無常」と言う。我田引水が過ぎるだろうか。

（みなみ・じきさい　僧侶）

本書は、一九九三年六月二十五日、筑摩書房より
ちくまプリマーブックスの一冊として刊行された。

ちくま文庫

解剖学教室《かいぼうがくきょうしつ》へようこそ

二〇〇五年十二月十日　第一刷発行
二〇〇九年　二月五日　第三刷発行

著　者　養老孟司（ようろう・たけし）
発行者　菊池明郎
発行所　株式会社　筑摩書房
東京都台東区蔵前二―五―三　〒一一一―八七五五
振替〇〇一六〇―八―四一二三
装幀者　安野光雅
印刷所　三松堂印刷株式会社
製本所　株式会社積信堂

乱丁・落丁本の場合は、左記宛に御送付下さい。
送料小社負担でお取り替えいたします。
ご注文・お問い合わせも左記へお願いします。
筑摩書房サービスセンター
埼玉県さいたま市北区櫛引町二―六〇四　〒三三一―八五〇七
電話番号　〇四八―六五一―〇〇五三

ISBN4-480-42161-0 C0147